珍版海外中医古籍善本丛书

仁寿堂药镜

（校点本）

明·郑二阳　辑

郑金生　校点

人民卫生出版社
·北京·

图书在版编目（CIP）数据

仁寿堂药镜：校点本 /（明）郑二阳辑；郑金生校点. -- 北京：人民卫生出版社，2024.6. --（医典重光：珍版海外中医古籍善本丛书）. -- ISBN 978-7-117-36326-6

Ⅰ. R2

中国国家版本馆 CIP 数据核字第 20245ZR872 号

医典重光——珍版海外中医古籍善本数字化资源库
网　　　址：https://ydcg.ipmph.com
客服电话：400-111-8166
联系邮箱：ydcg@pmph.com

医典重光——珍版海外中医古籍善本丛书
仁寿堂药镜（校点本）

Yidian Chongguang——Zhenban Haiwai Zhongyi Guji Shanben Congshu
Renshoutang Yaojing（Jiaodianben）

辑　　　：明•郑二阳
校　　点：郑金生
出版发行：人民卫生出版社（中继线 010-59780011）
地　　址：北京市朝阳区潘家园南里 19 号
邮　　编：100021
E - mail：pmph @ pmph.com
购书热线：010-59787592　010-59787584　010-65264830
印　　刷：北京雅昌艺术印刷有限公司
经　　销：新华书店
开　　本：889×1194　1/16　印张：13　插页：1
字　　数：206 千字
版　　次：2024 年 6 月第 1 版
印　　次：2024 年 6 月第 1 次印刷
标准书号：ISBN 978-7-117-36326-6
定　　价：89.00 元

打击盗版举报电话：010-59787491　E-mail：WQ @ pmph.com
质量问题联系电话：010-59787234　E-mail：zhiliang @ pmph.com
数字融合服务电话：4001118166　E-mail：zengzhi @ pmph.com

珍版海外中医古籍善本丛书

丛书顾问

王永炎

真柳诚 [日]

文树德 (Paul Ulrich Unschuld)[德]

丛书总主编

郑金生

张志斌

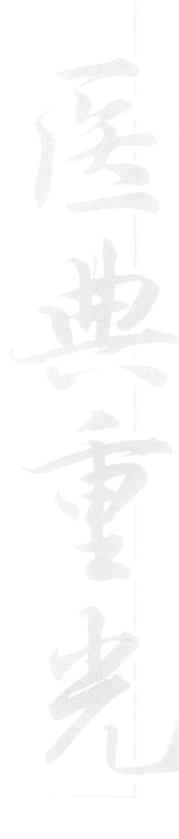

校点凡例

一、《仁寿堂药镜》三卷,明·郑二阳辑,其成书当在明末。本次校点的底本乃据明·仁寿堂刊本,日本国立公文书馆内阁文库藏本。

二、本书采用横排、简体,现代标点。原书竖排时显示文字位置的"右""左"等字样一律保持原字,不做改动。原底本中的双行小字,今统一改为单行小字。原底本中药物正名,今统一为黑体字。

三、若底本目录与正文有出入时,在分析原书结构之后,一般依据正文实际内容,予以调整或补订,并出校记予以说明。

四、校点本对原书内容不删节、不改编,尽力保持原书面貌。因此原书可能存在的某些封建迷信内容,以及某些不合时宜的药物(如濒临灭绝的动植物等),不便删除,请读者注意甄别,切勿盲目袭用。每卷后书名卷次重复(如"某某书卷第 × 终"之类)等一些与内容无关的文字,则径删不出注。

五、本书为孤本仅存,没有校本,只能采用本书所引之原始文献(如《证类本草》《汤液本草》《本草纲目》等)之相关内容进行校勘。若底本引文虽有化裁,但文理通顺,意义无实质性改变者,不改不注。惟引文改变原意或文义不通时,方据情酌改,或仍存其旧,均加校记。

六、凡底本的异体字、俗写字,或笔画有差错残缺,或明显笔误,均径改作正体字,一般不出注,或于首见处出注。某些古籍中常见的极易混淆的形似字(如"已、己、巳""太、大""栝、括"等),一概径改不注。而在某些人名、书名、方药名中,间有采用异体字者,则需酌情核定。或存或改,均在该字首次出现时予以注明。

七、原书的古今字、通假字，一般不加改动，以存原貌。避讳字一般不改。

八、凡属难字、冷僻字、异读字，以及少量疑难术语，酌情加以注释。原稿漫漶不清、脱漏之文字，若能通过考证得以解决，则补加注。若难以考出，用方框"□"表示，首次出注，后同不另加注。若能揣测为某字，然依据不足，则在该字外加方框。

九、不规范的药名，凡属误名者径改为规范正名，不另出注。药名中不属现代简化字，古代即属于异写、俗写者，原则上均依底本，必要时在该名首次出现时加注说明。医学术语用字不规范的处理原则亦同。

十、为版面清晰，阅读方便，药物之间空行排列。

仁寿堂药镜引

尝譬之：医家之有本草，犹兵家之武艺花名册也。某兵长于某技，划焉较著。而十四经络图则地里志也，此疆彼界，道里未始不相通，而分限则毫不相假。是以医之用某药疗某病，即其遣某兵至某处公干。法须某甲，果精于此技，而又某处缘熟，乃可一往奏效耳。向使不问某兵果长何艺，凭胸杂遣，今且责弓箭于长枪手，能乎？至若病本在此经络，而投药则为彼经络，不几以此州分而代彼县分受过耶？虽令檄下如雨，其如杳不相应何？予不慧，弗娴于医学，每见世之业医者，往往昧此，心窃病之。年来避喧于密园之不可及处，因取诸名家本草精义，手汇成帙，合之计得三百一十八味，概皆上手必用之品，题曰《药镜》。其《十四经发挥》《人镜经》诸书，续有别纂。倘获就绪，公之医林，庶免昧遣之咎，亦仁寿之一助云。

中州潜庵居士郑二阳书

目录

---

1 楝：原作"练"，通"楝"，虽为通假字，此乃药名，使用通用药名。后同不注。

---

1 五：原作“四”。按正文多出“大豆黄卷”一味，因改。

2 大豆黄卷：原脱。据正文补。

---

1 穿：原作"川"。据正文改。

---

1 上：此字及下文"草部上"的"上"字原无。据正文补。

2 四：原作"三"。据实际药数改。此一百三十四味包括草部上与草部下两个部分的
　药数。

---

1 卷之十下:及下文"草部下"原无。据正文补。

---

1 蔻：原脱。据正文补。

---

1 山豆根：原脱。据正文补。

卷之一

潜庵居士辑

金 石 部

丹砂

今出辰州、锦州。小者如箭镞，大者如芙蓉，光明可鉴。

味甘，微寒，无毒。

《局方本草[1]》云：丹砂味甘，微寒，无毒。养精神，安魂魄，益气明目，通血脉，止烦渴。

《药性论[2]》云：君。有大毒，镇心，主[3]抽风。

《日华子[4]》云：凉，微毒。润心肺。恶磁石，畏碱水。

洁古云：辰砂，心热者非此不能除。经云[5]：丹砂法火，故色赤而主心。

东垣云：丹砂味甘寒，纯阴。纳浮溜之火而安神明也。

《衍义[6]》云：镇养心神。但宜生使。

石钟乳

《图经[7]》云：生少室山谷，及泰山岩穴阴处。溜山液而长成六七寸。

萧炳[8]云：如蝉翅者上，爪甲者次，鹅管者下。中无雁齿、光明色白者佳。

每乳八两，甘草、紫背天葵各二两，以水煮一伏时，漉出，缓火焙之，研末，水飞过用。

丹溪云：石钟乳为慓悍之剂。《经》云"石药之气悍[9]"。仁哉，言也。天生

1　局方本草：指《太平惠民和剂局方》中的本草论述。此下所引文字见《太平惠民和剂局方》卷五"灵砂"条，略有改动。

2　药性论：药书。见《嘉祐本草•补注所引书传》，云该书不著撰人名氏。原书佚，佚文均见引于《嘉祐本草》。此处当转引自《证类本草》。

3　主：原脱。据《证类本草》卷三"丹砂"条引《药性论》补。否则意义相反。

4　日华子：药书名。原称《日华子诸家本草》。宋初开宝（968-975）中四明人撰。不著姓氏，但云日华子大明序，二十卷。此处当转引自《证类本草》。

5　经云：此后引文，非《神农本草经》所云，乃"《蜀本》注云"，故此"经"字不加书名号。后同不注。

6　衍义：药书名。全名《本草衍义》。宋•寇宗奭撰于政和六年（1116），二十卷。

7　图经：药书名。原作《本草图经》（或《图经本草》）。宋•苏颂撰于嘉祐六年（1061），二十卷。

8　萧炳：唐代本草学家。兰陵（今山东苍县）人，撰《四声本草》。

9　石药之气悍：引自《素问•腹中论篇》。

斯民,养之以谷。及其有病,治之以药。谷则气之和,常食而不厌。药则气之偏,可用于暂而不可久。石药则又偏之甚者也。自唐时太平日久,膏粱之家,惑于方士服食致长生之说,以药石体重气厚,可以延年,习以成俗。迨宋迄今,犹未已也。斯民何幸,受此气悍之祸,而莫之能救。哀哉!本草赞其久服有延年之功,而柳子厚又从而述其美,予不得不深言之。

滑石

《本草》云[1]:出赭阳山谷,及泰山之阴。石韦为使,恶曾青。白如凝脂者佳。气寒,味甘、大寒,无毒。

入足太阳经。

凡使有多般,勿误使。有黄滑石、绿滑石、乌滑石、冷滑石,皆不入药。又青黑色者勿用,杀人。惟白滑石似方解石、色白,于石上画[2],有白腻文者佳。

味甘,寒,无毒。主身热泄澼,女子乳难,癃闭。利小便,荡胃中积聚寒热,通九窍六府津液,去溜结,止渴,令人利中。盖湿热解,则胃气和而津液自生,窍通则诸壅自泄也。

洁古云:气寒,味甘。治前阴窍涩不利。性沉重,能泄气上令下行,故曰滑则利窍,不可[3]与渗淡诸药同用[4]。

色白者佳。水飞细用。

海藏云:滑石为至燥之剂。

滑以利诸窍,通壅滞,下垢腻。甘以和胃气,寒以散积热。甘寒滑利,合以成用,是为祛暑散热、利水除湿、消积滞、利下窍之要药。然若病人因阴精不足,内热,以致小水短少赤涩及烦渴身热,由于阴虚火炽水涸者,皆禁用。脾肾俱虚者,虽作泄勿服。

丹溪云:滑石属金,而有土与水。无甘草以和之勿用,能燥湿,分水道,实大肠,化食毒,行积滞,逐凝血,解烦渴。补脾胃、降心[5]火之要药也。

---

1 本草云:本书之"本草云"大致引自《证类本草》或《汤液本草》。
2 画:原误作"尽"。据《证类本草》卷三"滑石"条引《图经》改。
3 可:原误作"比"。据《汤液本草》卷六"滑石"条改。
4 用:原脱。据《汤液本草》卷六"滑石"条补。
5 心:《本草衍义补遗》"白滑石"条原作"妄"。

时珍曰：滑石利窍，不独小便也。上能利毛腠之窍，下能利精溺之窍。

按　滑石通阑门而利阴阳，为治暑要药，故益元散用之。利益虽宏，终是走渗之剂。以去病为补，非补以去病也。

《圣惠方》治妇人转脬，因过忍小便而致，滑石末，葱汤服二钱。

禹锡云：主疗五淋，难产，以滑石为末，酒调下。临产服之，能滑胎。亦用酒下。

石膏

气寒，味甘、辛，微寒。一云：大寒，无毒。

入手太阴经、少阳经，足阳明经。

《本草》云：主中风寒热，心下逆气，惊喘，口干舌焦、不能息。腹中坚痛，除邪鬼，产乳金疮，除时气头痛身热，三焦大热，皮肤热，肠胃中膈气，解肌发汗，止消渴烦逆，腹胀，暴气喘息，咽热。

洁古云：治足阳明经中热，发热，恶热，燥热[1]。日晡潮热，自汗，小便赤浊，大渴引饮[2]，肌肉壮热，苦头痛之药，白虎汤是也。善治本经头痛。若无以上证，勿服。多有脾胃虚劳，形体病证初得之时，与此有余之证同者。若医者不识而误用之，则不可胜救矣。

《主治秘诀[3]》云：性寒，味淡，气味俱薄。体重而沉降，阴中之阳也。乃阳明经大寒之药，能伤胃气，令人不食。非腹有极热者，不可轻用。能止阳明经头痛，胃弱者不可服。治下牙疼者，须用白芷为使发引。

东垣云：石膏辛、甘，除三焦热，伤寒头痛。甘寒，胃经大寒药，润肺除热，解肌发汗。

海藏云：石膏发汗，辛寒入手太阴经。东垣曰：石膏足阳明药也。又治三焦大热，手少阳也。仲景治伤寒阳明经证，身热，目痛，鼻干，不得卧。身以前，胃之经也；胸者，胃肺之室也，邪热在阳明，肺受火制，故用辛寒以清肺，所以号为白虎汤也。《唐本》注云：疗风去热，解肌。《衍义》云：仲景白虎汤

1　热：原脱。据《汤液本草》引"《象》云"补。

2　引饮：此下原有"食体"，核之《汤液本草》引"《象》云"，当衍，故删。

3　主治秘诀：此乃金代张元素《医学启源》药论之标题名。此名亦可见《汤液本草》《本草发挥》等书转引。

中，服之如神。新校正仲景《伤寒论》后，言四月已后，天气热时，用白虎汤者是也。然四方气候不齐，及岁月气运不一，方所既异，当用之时，亦宜两审。其说甚雅。若伤寒热病，大汗后，脉洪大，口舌燥，头痛，大渴不已，或着暑热，身疼倦怠，白虎汤服之，无有不效。石膏为白虎汤之君主也。知母条下更有说。

丹溪云[1]：尝观药之命名，固有不可晓者。中间亦多有意义，学者不可不察。如以色而名者，大黄、红花、白前、青黛、乌梅之类是也；以气而名者，木香、沉香、檀香、麝香之类是也；以形而名者，人参、狗青[2]、乌喙、贝母、金铃子之类是也；以质而名者，厚朴、干姜、茯苓、生熟地黄之类是也；以味而名者，甘草、苦参、龙胆、淡竹药、苦酒之类是也；以能而名者，百合、当归、升麻、防风、消石之类是也；以时而名者，半夏、茵陈、冬葵、寅鸡、夏枯草之类是也。石膏火煅细研，醋调封丹炉，其固密甚于石脂。苟非有膏，焉能为用？此兼质与能而得名，正于石脂同意。阎孝忠妄以方解石为石膏，况石膏味甘辛，本阳明经药，阳明主肌肉。其甘也，能缓脾益气，止渴去火；其辛也，能解表出汗，上行至头。又入手太阴、手少阳，彼方解石止有体重、质坚、性寒而已，求其所谓有膏而可为三经之主者，安在哉？医欲责效，不亦难乎？又云：软石膏可研为末，醋丸如绿豆大，以泄胃火、痰火、食积，殊验。

按 石膏沉阴下降，有肃杀而无生长。宜适事为故，毋恣意用之，致伐资生之本也。

硫黄

《本草》云：硫黄出广南及荣州，色如鹅黄者佳。

气温、大热，味酸，有毒。

《本草》云：主妇人阴蚀，疽痔恶血，坚筋骨，除头痨，疗心腹积聚邪气，冷癖在胁，咳逆上气，脚冷痛弱无力，及鼻衄，恶疮，下部䘌疮。止血，杀疥虫。

《液[3]》云：如太白丹佐以硝石，来复丹用硝石之类。至阳佐以至阴，与仲景白通汤佐以人溺、猪胆汁大意相同，所以去格拒之寒，兼有伏阳，不得不尔。

---

1 丹溪云：此下大段文字中，"以形而名""以时而名"二句，不见于今本《本草衍义补遗》。

2 狗青：《吴普本草》云："狗脊，一名狗青。"

3 液：当指《汤液本草》，元·王好古撰。

如无伏阳，只是阴证，更不必以阴药佐之也。硫黄亦号将军，功能破邪归正，返滞还清，挺出阳精，消阴，化魄生魂。

《衍义》云：今人用治下元虚冷，元气将绝，久患寒泄，脾胃虚弱，欲垂命尽，服之无不效。中病当便已，不可尽剂。

雄黄

抱朴子云：雄黄，武都山所出，赤如鸡冠，光明晔晔者，乃可用耳。

气温、寒，味甘、苦，有毒。

《本草》云：主寒热鼠瘘，恶疮疽痔死肌。疗疥虫䘌疮，目痛，鼻中息肉，及绝筋破骨。百节中大风，积聚癖气，中恶腹痛，鬼疰。

盆硝　即芒硝

今注[1]：出益州。朴硝取汁炼之，令减半，投于盆，经宿乃有细芒，莹彻可爱。

气寒，味咸。

《本草》云：主五脏积聚，久热胃闭，除邪气，破留血，腹中痰火结抟[2]，通经脉及月水，破五淋，消肿毒，疗天行热病。

《药性论》云：使。味咸，有小毒。通月闭癥瘕，下瘰[3]疬、黄疸，主漆疮，散恶血。

成聊摄[4]云：热淫所胜，治以咸寒。芒硝之咸，以攻蕴热。又云：芒硝一名硝石，以其咸能软[5]坚。

洁古云：芒硝性寒味咸，气薄味厚，沉而降，阴也。其用有三：去实热，一；去肠中垢，二；坚积热块，三也。孕妇忌之。又云：咸寒纯阴。热淫于内，治以咸寒。

1　今注：据《证类本草》引《嘉祐补注总叙》："出于《开宝》者，曰'今注'。"《开宝》为药书名。宋代刘翰、马志等于开宝六年（973）编校成《开宝新详定本草》。次年刘翰、马志等再次编修而成《开宝重定本草》，二书总称《开宝本草》。二十卷，目录一卷。
2　抟：原误作"转"。据《证类本草》卷三"芒消"条改。
3　瘰：原误作"疗"。据《证类本草》卷三"芒消"条改。
4　成聊摄：即金代医家成无己。聊摄（今山东聊城）人，后世尊称成聊摄。
5　软：原作"奭"。同"软"，据改。

丹溪云：治胞衣不下，以童便调芒硝一二钱，热服之，立下。牛马胞不下亦可用之。

海藏云：硝石味咸而辛，辛微缓于咸。硝石者，硝之总名也。但不经火者，谓之生硝、朴硝；经火者，谓之盆硝、芒硝。古人用辛，今人用咸，辛能润燥，咸能软坚。其意皆是老弱虚人不可下者。若欲用者，以玄明粉代之，尤佳。仲景只用芒硝，不用朴硝，恶其太峻也。

《本经》云：利小便而堕胎。伤寒妊娠不可下者，用此兼以大黄引之，直入大肠，润燥软坚泻热，子母俱安。《内经》云：有故无殒，亦无殒也。此之谓欤？以在下言之，则便溺俱阴；以前后言之，则前气后血；以肾言之，则总主大小便难，溺涩秘结，俱为水少。《经》言热淫于内，治以咸寒，佐以苦辛。故用芒硝、大黄相须为使也。

丹溪云：硝属阳金而有水与火、土，善消化驱逐，而《经》言无毒，化七十二种石，不毒而能之乎？以之治病，以致其用，病退则已。若玄明粉者，以其火煅而成，其性当温，遂曰常服、多服、久服皆可，岂理也哉？

玄明粉

气冷，味辛、甘，无毒。

《液》云：治心热烦燥[1]，五脏宿滞，癥瘕，明目，退膈上虚热，消肿毒。注中有"治阴毒"一句，非伏阳不可用。若止用此除阴毒，杀人甚速。牙硝条下"太清炼灵砂补注"，谓阴极之精，能化火食之毒。

《仙经》云：阴中有阳之物。

东垣云：玄明粉，大抵用此以代盆硝者佳。

海藏云：本草注云：治骨蒸五劳，惊悸，热毒风等，服之立愈。正经[2]云，"味甘辛，性冷"，则治热病明矣。兼味辛，又咸，此能润燥而软坚也。非大便燥结，脉滑有力而洪大者，不宜服。

腊月将朴硝十斤，萝卜十斤，冬瓜五斤，豆腐三斤，同煮，露天底，味竟去咸，入罐火煅而成者，方妙。

---

1 燥：通"躁"。

2 正经：此处指《嘉祐本草》所出玄明粉的大字本文。其下注"新补见《药性论》并《日华子》"。

禹余粮

陶隐居云：今多出东阳。形如鹅鸭卵，外有壳，重迭，中有黄细末，无砂者为佳。近年茅山凿地，大得之。昔禹行山，乏食，采此充粮。

萧炳云[1]：生东海池泽及山岛中。牡丹皮为使。

气寒，味甘，无毒。

《本草》云：主咳逆，寒热烦满，下痢赤白，血闭癥瘕，大热。

本经[2]云：重可去怯。禹余粮之重，为镇固之剂。

《本草[3]》注云：仲景治伤寒下痢不止，心下痞硬，利在下焦者，赤石脂禹余粮汤主之。赤石脂、禹余粮各一斤，并碎之，以水六升，煎取二升，去滓[4]分二服。

雷公云：看如石，轻敲便碎，可如粉也。兼重重如叶子雌黄，此能益脾安藏气[5]。

张仲景治伤寒下痢不止，心痞闷，赤石脂禹余粮汤主之。

代赭石

气寒，味甘、苦，无毒。一名须丸。出姑幕者名须丸，出代郡名代赭。

入手少阴经，足厥阴经。

《本草》云：主鬼疰贼风，蛊毒，杀精物恶鬼，腹中毒邪气，女子赤沃漏下，带下百病，产难，胞衣不出，堕胎。养血，除五脏血脉中热，血痹，血瘀，大人、小儿惊气入腹，及阴痿不起。

《圣济经》云：怯则气浮，重则所以镇之。怯者亦惊也。

《药性论》云：畏天雄，干姜为使。

火煅、醋淬七次，研细末飞。不入汤药。

---

1 萧炳云：此下"牡丹皮为使"为萧氏所云，但出产原见《名医别录》。
2 本经：古本草中之"本经"，并非专指《神农本草经》，乃指引文最早所出之原著。此处"十剂"之重可去怯，乃原出唐·陈藏器《本草拾遗》，今存于《证类本草》卷一。
3 本草：本书言"本草"大致多指引自《证类本草》之文或转引自《汤液本草》的《证类本草》文。此处引文原出《证类本草》卷三"禹余粮"条引宋·苏颂《本草图经》。
4 滓：原作"粗"，即今"渣"字。《本草图经》原作"滓"，因改。下凡遇"粗"，径改作"渣"或"滓"。
5 藏气：原脱。据《证类本草》"太乙余粮"条"雷公云"补。

铅丹 即黄丹

气微寒，味辛，有毒。

《本草》云：主吐逆反胃，惊痫癫疾，除热下气，止小便利，除毒热，筋挛，金疮溢血。又云：镇心安神，止吐血。

洁古云：本经言"涩可去脱"而固气。成无己云：铅丹收敛神气以镇惊也。

丹溪云：铅丹属金而有土与水、火。丹出于铅。而《日华子》云"凉，无毒"，予窃疑焉。曾见一中年妇人。因多子，于月内服铅丹二两，遂四肢冰冷强直，食不入口。时正仲冬，遂急服理中汤加附子，与数十贴而安。谓之凉而无毒，可乎？

《衍义》云：治疟久不愈，用百草霜、黄丹等分，细研，每服二钱。于发日空心米饮调服之，立时效。

铅粉

味辛、甘，寒，无毒。杀三虫，去鳖瘕，疗恶疮，堕胎。《药性论》云：治积聚不消。焦炒，止小儿疳痢。

《本草》云：一名胡粉，一名定粉，一名瓦粉。仲景猪肤汤用白粉，非此白粉，即白米粉也。黄延非治胸中寒，是治胸中塞，误写作"寒"字。

陈藏器云：主久痢成疳。粉和水及鸡子白服，以粪黑为度。为其杀虫而止痢也。

赤石脂

苏恭[1]云：今出潞州。以色鲜腻者为胜，采无时。

气大温，味甘、酸、辛，无毒。

《本草》云：主养心气，明目益精。疗腹痛泄澼，下痢赤白，小便利，及痈疽疮痔，女子崩中漏下，产难，胞衣不出。久服补髓、好颜色，益志不饥，轻身延年。五色石脂，各入五脏补益。

东垣云：赤石脂、白石脂，并温、无毒。畏黄芩、芫花，恶大黄。

---

1 苏恭：即苏敬。因避讳改"敬"为"恭"，乃编修《新修本草》主持人，故以其名代指该书。

《本经》云：涩可去脱。石脂为收敛之剂，胞衣不出，涩剂可以下之。赤入丙、白入庚。

《珍》[1]云：赤、白石脂，俱甘酸，阳中之阴，固脱。

紫石英

《图经》云：今陇州山中多出。其色淡紫，其实莹澈，随其大小，皆五棱，两头如箭镞者佳。暖而无毒。

气温，味甘、辛，无毒。

入足厥阳经，手少阴经。

《本草》云：主心腹咳逆邪气，补不足，女子风寒在子宫，绝孕十年无子。疗上气，心腹痛，寒热邪气，结气。补心气不足，定惊悸，安魂魄，填下焦，止消渴。除胃中久寒，散痈肿。令人悦泽。久服温中，轻身延年。得茯苓、人参、芍药，共疗心中结气；得天雄、菖蒲，共疗霍乱。长石为之使，畏扁青、附子。不欲鲕甲、黄连、麦句[2]姜。

《衍义》云：仲景治风热瘈疭，风引汤：紫石英、白石英、寒水石、石膏、干姜、大黄、龙齿[3]、牡蛎、甘草、滑石，等分，右咬咀，以水一升，煎去三分，食后，量多少温呷之。不用滓[4]。立效。

伏龙肝　此灶中对釜月下黄土也

气温，味辛。

《时习》云：主妇人崩中，吐血，止咳逆，止血，消痈肿。

《衍义》云：妇人恶露不止，蚕沙一两炒，伏龙肝半两，阿胶一两，同为末，温酒调，空心服二三钱。以止为度。

《药性论》云：单用亦可。咸，无毒。催生下胞，及小儿夜啼。

《日华子》云：热，微毒。治鼻洪，肠风带下，血崩，泄精，尿血。

1　珍：药书名。即《珍珠囊》，全称《洁古珍珠囊》。金·张元素（洁古）撰，一卷。

2　句：原作"蜀"，据《证类本草》卷三"紫石英"条改。

3　齿：原误作"脑"。据《本草衍义》卷四"紫石英"条改。

4　滓：原误作"查"。据《本草衍义》卷四"紫石英"条改。

白矾

今出益州。雷公云：成块，光莹如水晶者佳。

气寒，味酸，无毒。

《本草》云：主寒热，泄泻，下痢白沃，阴蚀恶疮。消痰止渴，除痼热，治咽喉闭，目痛。坚骨齿。

《药性论》云：使。有小毒。生含咽津，治急喉痹。

一切肿毒疮疖，用生矾入水化开，用皮纸蘸矾水，频搭患处，自消。

稀涎散：同皂荚研末些须，吐风痰通窍如神。蜡矾丸：和蜜蜡丸吞，平痈肿，护膜要剂。风痫久服，其涎从小便中出。用生矾、细茶，等分为末，蜜丸桐子大，每服三十九丸，茶清送下。齁喘，用枯矾末一匙，临卧滚白汤调下，三四次愈。鼻中瘜肉¹，臭不可近，痛不可摇，枯矾和硇砂少许，吹之，化水而消。口疮，生矾二钱，硼砂一钱，为末，蜜调，敷患处。中风痰厥，不省人事，用生矾末二三钱，生姜汁调，灌服。满颈生小瘰¹子，用生矾、地肤子，煎水洗数次即去。杨梅疮初起，用生矾末擦手足心。脑漏流脓涕，用枯矾、血余灰等分，为末，青鱼胆拌成饼，阴干研细，吹鼻中。小儿牙疳，用生矾装五倍子内，烧过为末，擦上。咽喉肿痛，水浆不入，死在须臾，或乳鹅斗喉，用枯矾、白僵蚕、雄黄、硼砂等分，为末吹之，立已。

自然铜

味辛，平、寒，有小毒。疗折伤，散血止痛。

丹溪云：自然铜，世以为接骨药，然此等方尽多，大抵妙在补虚、补血、补胃。俗工不知，惟求速效以罔利，迎合病人之意。而自然铜非煅不可服。若服新出火者，其火毒、金毒相扇，又挟香热药之毒，虽有接骨之功，其燥散之祸，甚于刀剑。戒之！戒之！

雷公曰：石髓铅，即自然铜也。凡使勿用方金牙。其方金牙真似之。若饵，吐煞人。其石髓铅，色似干银泥，如采得，先捶碎，同甘草汤煮一伏时，漉出令干，入臼中捣，重筛过，以醋浸一宿，用六一泥泥瓷²盒，于文武火中养三

---

1 瘰：原作"侯"。据文义改。

2 瓷：原作"磁"。此处同"瓷"，据改。后同不注。

日夜,取出,研如粉用之。

卤咸 一名碱

《唐本》注云:生河东,是碱。

味苦、醎,寒,有小毒。

丹溪云:石碱去湿热,消痰磨积块,洗涤垢腻。量虚实用之。若过服,则顿损。又云:石碱、阿魏,皆消积块。

硇砂 毒物

《本草》云:硇砂出西凉,今河东、陕西近边州郡有之。颗块光明,大者有如拳,小者如指面者佳。

味咸。

《本草》云:破坚癖。独不用,入群队用之。味咸、苦、辛,温,有毒。不宜多服。主积聚,破结血、烂胎。止痛下气,疗咳嗽、宿冷,去恶肉,生好肌。柔金银,可为焊药。

《药性论》云:有大毒,畏浆水,忌羊血。味酸、咸,能腐坏人肠胃。生食之,化人心为血。能除冷病,大益阳事。

《日华子》云:北庭砂,味辛、酸,暖,无毒。畏一切酸。补水脏,暖子宫,消冷癖、瘀血、宿食,气块痃癖,及妇人血气心痛,血崩带下。凡修制,用黄丹、石灰作匮,煅[1]赤使用,无毒。柔金银。驴马药亦用。

今人作焊药,乃用硼砂。硼砂出南海,性温、平。其状甚光莹,治咽喉最为要切。

东流水

味平,无毒。

《时习》云:千里水及东流水,主病后虚弱。扬之万过,煮药,取禁神效。二者皆堪荡涤邪秽。此水洁净,诚与诸水不同。为云母所畏,炼云母粉用之。

---

1 煅:原是个讹字。据《证类本草》卷五"硇砂"条引《日华子》改。

缲丝汤

丹溪云：口干消渴者，可用此吐之。此物属火，有阴之用。能泄膀胱水中相火，以引清气，上朝于舌。

按　《究原方》治消渴，以缲丝汤饮之。或以茧壳丝绵煮汤饮之，亦可。

浆水

丹溪云：味甘酸而性凉，善走，化滞物，解烦渴。

《衍义》云：浆水不可同李实饮，令人霍乱。

麻沸汤

成聊摄云：泻心汤，以麻沸汤渍服者，取其气薄而泻虚热也。

十二水

或问：医家以水烹煮药石，本草著名颇多，夫何一水之用，而有许多名类？必其能各有所长，请逐一明言其故。

曰：长流水：即千里水也。但当取其流长而来远者。以其性远而通达，历坷[1] 坎已多，故取以煎煮手足四末之病道路远之药，及通利大小便之用也。

急流水：湍上峻急之流水也。以其性速急而达下，故特取以煎通利二便及足胫以下之风药也。

顺流水：其性顺而下流，故亦足以治下焦腰膝之证，及通利二便之用也。

逆流水：慢流洄澜之水也。以其性逆而倒流，故取以调和发吐痰饮之剂也。

《药性论》云：半天河水，微寒。惟竹篱头及高树穴中盛者，能治精神恍惚妄语。勿令病人知之，与饮立瘥。

半天河水：即长桑君授扁鹊饮以上池之水。乃竹篱藩头管内之积水。取其清洁，自天而降，未受下流污浊之气，故可以为炼还丹、调仙药之用也。

春雨水：立春日空中以器盛接之水也。其性始得春升生发之气，故可以煮中气不足、清气不升之药也。古方谓妇人无子者，于立春日清晨，以器盛空

---

1 坷：原误作"科"。据文义改。

中之雨水，或此日百草晓露之水，夫妻各饮一杯，还房当即有孕。取其资始资生、发育万物之义耳。

《本草》云：味甘，无毒。在百草头，愈百病，止消渴。柏叶上者明目。百花上，令人好颜色。

秋露水：其性禀收敛肃杀之气，故可取以烹煎杀祟之药，及调敷杀癞虫疥癣诸虫之剂也。

井花水：清晨井中第一汲者。其天一真精之气，浮结于水面，故可取以烹煎补阴之剂，及修炼还丹之用。今好清之士，每日取以烹春茗，而谓清利头目最佳。其性味同于雪水也。

《本草》云：甘温无毒。除风补衰，令人好颜色，菊英水也。

菊英水：蜀中有长寿源，其源多菊，而流水四季皆菊花香。居人饮其水，寿皆二三百岁。故陶靖节之流，好植菊，日采其花英，浸水烹茶，期延寿也。

《梅师方》云：治眼睛无故突出一二寸者，以新汲水灌渍睛中，数易水，睛自收入。

新汲水：井中新汲未入缸瓮者。取其清洁，无湿杂之味，故用以烹煮药剂也。

《外台秘要》云：甘烂水，入膀胱治奔豚。

甘烂水：其法取水二斗，置大盆内，以木勺扬之，使水珠沫液盈于水面，乃收用之。其水与月窟水性同。取其味甘温而性柔，故可以烹伤寒阴证等之药也。

成无己云：煎用甘烂水者，扬之无力，取其不助肾气也。

潦水：又名无根水。山谷中无人迹去处，新土科凹中之水也。取其性不动摇，而有土气内存，故可以煎调脾进食、补益中气之剂也。

成无己云：用潦水，取其味薄，则不助湿气。

卷 之 二

潜庵居士辑

木　部

桂 **桂心** **肉桂** **桂枝附**

陶隐居云：今出广州者佳，桂阳县者次之。

气热，味甘、辛，有小毒。

入手少阴经。桂枝入足太阳经。

《本草》云：主温中，利肝肺气，心腹寒热冷疾，霍乱转筋，头、腰痛，出汗，止烦止唾，咳嗽鼻衄。能堕胎，坚骨节，通血脉，理疏不足，宣导百药。无所畏。久服神仙。

洁古云：补下焦热火不足，治沉寒痼冷及表虚自汗。春夏二时为禁药也。《主治秘诀》云：渗泄止渴，去荣卫中之风寒。仲景《伤寒论》发汗用桂枝者，乃桂条，非身干也。取其轻薄而能发散。今又有一种柳桂，乃桂枝嫩小枝条也，尤宜入治上焦药用也。《主治秘诀》云：桂枝性热，味辛、甘，气味俱薄，体轻而上行，浮而升，阳也。其用有四：去伤寒头痛，开腠理，解表，去皮肤风热。

东垣云：肉桂味辛、甘，大热，纯阳。温中利肺气，发散表邪，去荣卫中风寒。秋冬治下部腹痛，非桂不能止之。

又云：桂枝味辛，性热，气味俱轻，阳也，升也，故能上行，发散于表。收内寒则用牡桂，辛热，散经寒，引导阳气。若热以使正气虚者，以辛润之，散寒邪，治奔豚。又云：或问，《本草》云：桂能止烦、出汗。仲景或云：复发其汗；或云：先其时发汗；或云：当以得汗解；或云：当发汗，更发汗，并发汗宜桂枝汤。凡数处言之，则是用桂枝发汗也。又云：无汗不得服桂枝。又云：汗家不得重发汗。又云：发汗过多者，用桂枝甘草汤。则是用桂枝闭汗也。一药二用，如何明得？仲景发汗、闭汗，与本草之义，相通为一。答曰：本草言桂味辛甘、大热、无毒。能宣导百药，通血脉，止烦，出汗者，是调其血而汗自出也。仲景云：脏无他病，发热自汗者，此是卫气不和也。又云：自汗者为荣气不和，荣气不和则内外不谐。盖卫气不与荣气相和谐也，若荣气和则愈矣。故用桂枝汤调和荣卫。荣卫既和，则汗自出，风邪由此而解，非桂枝能开腠理而发出汗也。昧者不解闭汗之意，凡见伤寒病者，便用桂枝汤发汗。若与中风自汗者，其效应如桴鼓。因见其取效而病愈，则曰此桂枝发汗出也。遂不问伤寒无汗者,亦皆与桂枝汤,误之甚矣!故仲景言"无汗不得服桂枝",是闭汗孔也。又云:发汗多,又手自冒心,心下悸,欲得按者,用桂枝甘草汤。此亦是闭汗孔也。又云:汗家不得重发汗,若用桂枝汤,是重发其汗也。凡桂枝汤下言"发"字,当认自"出"字,是汗自然出也,非若麻黄能开腠理而发出汗也。本草"出汗"二字,下文有"通血脉"一句,此非三焦、卫气、皮毛中药,此乃荣血中药也。如此则"出汗"二字,当认作荣卫和、自然汗出耳。非是桂枝开腠理发出汗也。故后人用桂治虚汗,读者当逆察其意可也。噫!神农作之于前,仲景述之于后。前圣、后圣,其揆一也。

海藏云:桂有菌桂、牡桂、筒桂、肉桂、板桂、桂心、官桂之类,用者罕有分别。大抵细薄者为枝、为嫩,厚脂者为肉、为老。但不用粗皮,止用其心中者,为桂心也。《衍义》云"桂大热";《素问》云"辛甘发散为阳"。故汉张仲景桂枝汤治伤寒表虚,皆须用此药,是专用辛甘之意也。《本草》云"疗寒以热",故知独有一字桂者,《本草》言甘辛大热,正合《素问》辛甘发散为阳之说也。然《本经》止言桂,而仲景又言桂枝者,盖只取其枝上皮,其木身粗厚处不中用。今又谓之官桂,不知何缘而立名。或云,"官"字即"观"字之文,盖产于观州者佳,故号观桂也。深虑后世以为别物,故于此书之。然筒桂厚实,气味重者,宜入治藏及下焦药;轻薄者,宜入治头目发散药。故《本经》以菌桂"养精神",牡桂"利关节"。仲景伤寒发汗用桂枝。桂枝者,桂条也,非身干也,取其轻薄而能发散。一种柳桂,乃小嫩枝条也,尤宜入上焦药。仲景汤液用桂枝发表,用肉桂补肾。本乎天者亲上,本乎地者亲下,理之自然。此药能护荣气,而实卫气。桂枝发表,则在足太阳经;桂心入心,则在手少阴经。

丹溪云:桂,虚能补,此大法也。仲景救表用桂枝,非是表有虚,以桂补之也。盖卫有风邪,故病自汗。以桂枝发其风邪,卫和则表密,汗自止,非桂能收汗而用之也。今"《衍义》云"乃谓仲景治表虚,误矣!《本草》止言出汗,正是《内经》辛甘发散之意。后人用桂止汗,失经旨矣!名曰"官桂"者,以桂多品,取其品之高者,可以充贡[1],而名之曰官桂,乃贵之之辞也。桂心者,以其皮肉厚,去其粗而无味者,止留近木一层。其味辛甘者,故名之曰桂心,乃美之之辞也。何必致疑若此乎?

---

1 贡:《本草衍义补遗》原作"用"。

曾世荣曰：小儿惊风及泻，宜用五苓散，以泻丙火、渗土燥。内有桂，能抑肝风而扶脾土也。《医余录》云：有人患眼痛，脾虚不能食，肝脉盛，脾脉弱，用凉药治肝[1]，则脾愈虚；用暖药治脾，则肝愈盛。但于平药中，倍加肉桂，杀肝而益脾，一治两得之。传云，"木得桂而枯"是也。

按　桂之说，纷纷不齐。愚细考研访，种类原有四样，惟以辛香者为胜。至于肉桂、桂心、桂枝，此非异种，乃一种而非[2]三用也。中半以下为肉桂，主下焦；正中者为桂心，主中焦；中半以上为桂枝，主上焦。此亲上、亲下之道也。桂心之说，从来未明，皆以去皮者为是。不知凡用桂，必去皮，岂皆名桂心耶？故特表明之。今人又误以薄者名官桂。不知官桂者，桂之总名。李蕲州所谓上等供官之桂也。忌火、生葱、石脂。其在下最厚者名肉桂，入肾、肝二经。《经》曰"利关节，补中气"，隐居曰[3]：冷疾[4]、腰痛，止烦，堕胎，坚筋骨，通血脉，理不足，宣百药。洁古曰：补下焦不足，沉寒痼冷，秋冬下部腹痛。时珍曰：阴盛失血，泻痢，伐肝[5]。其在中次厚者，名桂心，入心脾二经。甄权曰：九种心痛，腹痛，壅痹，杀三虫。大明[6]曰：补劳伤，通九窍，生肌肉，利关节，破癥癖，杀草木毒。时珍曰：托痈疽痘疮，能引血化汗化脓。其在上薄者名薄桂，即桂枝，入肺、膀胱二经。《经》曰：上气咳逆，结气喉痹。隐居曰：通脉出汗。甄权曰：冷风疼痛。洁古曰：伤风头疼，皮肤风湿。成无己曰：利肺气。丹溪曰：横行手臂，治痛风。

茯神

阳也，味甘，无毒。入心与肝经。

《本草》云：主辟不祥，恚怒善忘，五劳七伤。得[7]甘草、防风、芍药、紫石

1　肝：原误作"汗"。据《本草纲目》卷三十四"桂·牡桂"条引《医余录》改。

2　非：此字与下文之义不相合。疑为"分"字之误。

3　隐居曰：此下之文，乃出《名医别录》，非陶弘景之注也。下文"薄桂"隐居曰同此。

4　疾：原误作"痰"。据《证类本草》卷十二"桂"条引《名医别录》改。

5　泻痢伐肝：据《本草纲目》卷三十四"桂·牡桂"条作"泻痢惊痫"，无"伐肝"二字。

6　大明：指《日华子诸家本草》。为宋初开宝（968-975）中四明人撰。不著姓氏，但云"日华子大明序"。李时珍认为：按《千家姓》大姓出东莱，日华子盖姓大名明也。将"大明"作为《日华子》的作者。

7　得：原误作"用"。据《证类本草》卷十二"茯苓·茯神"条引改。

英、麦门冬，共疗五藏。恶白敛，畏牡蒙[1]、地榆、雄黄、秦艽、龟甲。

《珍》曰：治风眩心虚，非此不能安。

《药性论》云：君。主惊痫，安神定志，补虚乏。主心下急痛坚满，人虚而小便不利者。

茯苓

陶隐居云：今出郁州。形如鸟兽龟鳖者良。

气平，味淡。味甘而淡，阳也。无毒。

白者入手太阴经、足太阳经、少阳经；赤者入足太阴经、足太阳经、少阳经。恶白敛，畏牡蒙、地榆、雄黄、秦艽、龟甲。忌醋及酸物。

去皮。

《本草》云：主胸胁逆气，忧恚惊邪，恐悸，心下结痛，寒热烦满，咳逆，口焦舌干。利小便，止消渴，好唾。大腹淋沥。消膈中痰水，水肿，淋结。开胸腑，调脏气，伐肾邪，长阴，益气力，保神守中。

《象[2]》云：止渴，利小便，除湿益燥，和中益气，利腰脐间血为主。治小便不通，溺黄或赤而不利。如小便利或数服之，则大损人目。如汗多人服之，损真气，夭人寿。医云赤泻白补，上古无此说。去皮用。

《心[3]》云：淡能利窍，甘以助阳，除湿之圣药也。味甘，平，补阳，益脾，逐水。湿淫所胜，小便不利，淡味渗泄，阳也。治水缓脾，生津导气。

《液》云：入足少阴、手足太阳。色白者，入辛壬癸；赤者，入丙丁。伐肾邪，小便多，能止之；小便涩，能利之。与车前子相似，虽利小便而不走气。酒浸，与光明朱砂同用，能秘真。味甘平，如何是利小便？

时珍曰：《本草》止言利小便，伐肾邪。至东垣、海藏，乃言小便多者能止，涩者能通。同朱砂能秘真元。丹溪又言"阴虚者不宜用"。何哉？茯苓淡渗上

1　牡蒙：原作"牡蛎礞石"。考《证类本草》卷十二"茯苓•茯神"条，当作"牡蒙"。牡蒙乃紫参、王孙二药的别名。

2　象：指东垣先生《药类法象》。药书名。题元•李杲（东垣）撰，成书年代不详，一卷。此名不见于任何书目及其他医药书，惟元•王好古《汤液本草》引用。

3　心：指东垣先生《用药心法》。药书名。题元•李杲（东垣）撰，成书年代不详。原书佚，惟元•王好古《汤液本草》引用。

行，生津，滋水之源而下降，利小便。故洁古谓其属阳，浮而升，言其性也；东垣谓其阳中之阴，降而下，言其功也。

《素问》曰：饮食入胃，游溢精气，上输于肺。通调水道，下输膀胱。则利水之药，皆上行而后下降，非直下行也。小便多，其源亦异。《素问》云：肺气盛则便数，虚则小便遗。心虚则少气遗溺，下焦虚则遗溺，胞移热于膀胱则遗溺，膀胱不约为遗溺[1]，厥阴病则遗溺。

所谓肺气盛者，实热也。其人必强壮，宜茯苓以渗其热，故曰小便多者能止也。若肺虚、心虚、胞热，厥阴病者，皆虚热也，必上热下寒而虚弱。法当用升阳之药，以升水降火。膀胱不约，下焦虚者，乃火投于水，水泉不藏。脱阳之症，必肢冷脉迟，法当用温热之药，峻补其下，皆非茯苓可治，故曰阴虚者不宜用也。

按　茯苓假松气而成，无中生有，得坤厚之精，故为脾家要药。其体在下，故其用亦下行而利便，逐妄水以益脾，不伤真液也。茯神抱根而生，有依守之义，故多安神之功。

琥珀

禹锡云：枫脂入地，千载变成琥珀。

气平，味甘，阳也。

入心、脾、小肠三经。

《珍》云：利小便，清肺。

《本草》云：安五脏，定魂魄，消瘀血，通于五淋。杵细用。

《药性论》云：君。治产后血疹痛。

《日华子》云：疗蛊毒，壮心，明目磨翳。止心痛，癫邪，破癥结。

藏器曰：止血生肌，合金疮。

丹溪云：古方用以燥脾土有功。脾能运化，肺金下降，故小便可通。若血少不利者，反致燥急之苦。

按　珀有下注之象，且得艮止之义，故得安神下血，物理昭然。琥珀以手摩热，可拾芥者为真。茯苓、琥珀，皆自松出，而所禀各异。茯苓生成于阴，

1　溺：原无，《本草纲目》亦同。刘衡如据《素问•宣明五气篇》"不约为遗溺"补。

琥珀生于阳而成于阴，故皆治荣而安心利水也。

雷公云：制用水调侧柏子末，安于瓷锅中，安琥珀于末中煮，从巳至申，取出，捣如粉，重筛用。

柏子仁

《图经》云：乾州者最佳。三月开花，九月结子。

气平，味甘、辛，无毒。

入肝、脾、肾三经。

《本草》云：主安五脏，除风湿痹，益气、血脉，长生，令人润泽，美颜色，耳目聪明。用之则润肾之药也。

《药性论》云：柏子仁，君。恶菊花，畏羊蹄草。能治腰肾中冷，膀胱冷脓宿水，兴阳道，益寿。去头风，治百邪鬼魅，主小儿惊痫。柏子仁，古方十精丸用之。

按　柏子仁性平而不寒不燥，甘而补，辛而润。其气芬芳，能透心肾而益脾胃，仙家上品药也。柏叶止血益人。丹溪称其属金，善守，为补阴要药。春采东，夏采南，秋采西，冬采北，方得节候生气。

侧柏叶

气微温，味苦，无毒。

入肺、膀胱、小肠三经。

《本草》云：主吐血、衄血及痢血，崩中赤白。轻身益气，令人耐寒暑。

《日华子》云：柏叶取汁，涂鬓发，永黑不白。

《药性论》云：侧柏叶，苦、辛，性涩。治冷风历节疼痛，止尿血。与酒相宜。

柏皮

《本草》黑字[1]：柏白皮主火灼烂疮，长毛发。

1　本草黑字：古本草以朱字抄书《神农本草经》，墨字抄书《名医别录》及其他本草内容。宋代版刻医书中，用阴文（白字）表示原朱字，阳文（黑字）表示原墨字。"本草黑字"，指的是《证类本草》的黑字引文，其大字乃出《名医别录》。

《日华子》云：柏白皮无毒。

酸枣

嵩阳子云：余家于滑台，今酸枣县，即滑之所属邑也，其地名酸枣焉。其核微圆，其仁稍长，色赤。

气平，味酸，无毒。

《本草》云：主心腹寒热，邪结气聚，四肢酸疼，湿痹，烦心不得眠，脐上下痛，血转久泄，虚汗烦渴。补中益肝气，坚筋骨，助阴气，令人肥健。久服安五藏，轻身延年。

胡洽：治振悸不得眠，人参、白术、白茯苓、甘草、生姜、酸枣仁，六物煮服。

按 《圣惠方》云：胆虚不眠，寒也。炒为末，竹叶汤服。盖以肝胆相依，血虚则肝虚，胆亦虚。得熟者以旺肝，则木来制土。脾主四肢，又主困倦，故令人睡。《济众方》云：胆实多睡，热也。生研为末，姜茶汤调服。盖枣仁秋成者也，生则全金气而制肝。脾不受侮而运行不睡矣。

槐实

味甘、酸、咸，寒，无毒。

《珍》云：与桃仁治证同。

《药性论》云：臣。治大热难产。皮煮汁，淋阴囊坠肿、气瘤。又，槐白皮治口齿风疳。

《日华子》云：槐子，治丈夫、女人阴疮湿痒。催生，吞七粒。皮，治中风皮肤不仁。喉痹，洗五痔，产门痒痛，及汤火疮。煎膏，止痛，长肉，消痈肿。

《别录》云：八月断槐大枝，使生嫩蘖，煮汁酿酒，疗大风痿痹甚效。

槐耳：主五痔，心痛，女人阴中疮痛。景天为之使。

槐花：味苦，无毒。治五痔，心痛，眼赤。杀腹脏虫及热，治皮肤风，肠风泻血，赤白痢。

槐胶：主一切风，化痰，治肝脏风，筋脉抽掣，急风口噤，四肢不收，顽痹。或毒风，周身如虫行；或破伤风，口眼偏斜，腰膝强硬。

槐叶：平，无毒。煎汤，洗小儿惊痫壮热，疥癣丁疮。皮、茎同用良。

《产宝》云：疗[1]崩中不止，槐实[2]烧灰存性为末，以酒服二钱。

槐花

苦，薄，阴也。

《珍》云：凉大肠热。

《本草》云：杀腹脏虫，并肠风泻血，赤白痢。

蔓荆子

《图经》云：今秦、陇、明、越州多有之。

气清，味辛，温，苦、甘。阳中之阴。太阳经药。

《象》云：治太阳经头痛，头昏闷，除目暗，散风邪药。胃虚人勿服，恐生痰疾。拣净，杵碎用。

《珍》云：凉诸经血，止头痛，主目睛内痛。

《本草》云：恶乌头、石膏。

《药性论》云：治贼风，能长髭发。

大腹子

《本草》云：生南海诸国。

气微温，味辛，无毒。

《本草》云：主冷热气攻心腹，大肠壅毒，痰膈醋心，并以姜、盐同煎。《时习》谓：是气药也。

孙真人云：先酒洗，后大豆汁洗。

《日华子》云：下一切气。止霍乱，通大小肠，健脾开胃，调中。

按　《博异诗》云："曾闻大腹偏阴向，堪异丛花秀在房。羽扇扫天从史载，丝纶覆地见青囊。斩关骁骑无恩泽，薄伐昭威拟雪霜。前征未捷即先殒，坐使英雄泪满堂。"此甚言其克伐之祸也。树上多栖鸩鸟，染汗粪毒，必多洗之。

1　疗：原误作"疮"。据《证类本草》引《产宝》改。

2　实：《证类本草》引《产宝》作"耳"。

山茱萸

陶隐居云：出海州，近路诸山中。色赤核小者佳。恶桔梗、防风、防己。

气平，微温，味酸，无毒。

入足厥阴经、少阴经。

《本草》云：主温中，逐寒湿痹，强阴益精，补髓，能止小便。入足少阴、厥阴。

《圣济经》云：滑则气脱，涩剂所以收之。山茱萸之涩，以收其滑。仲景八味丸用为君主，如何涩剂以通九窍？

雷公云：用之去核，一斤取肉四两，缓火熬用。能壮元气，秘精。核，能滑精，故去之。古云，熬，即今之炒也。

《珍》云：温肝。

《本经》云：止小便利，以其味酸。可观八味丸用为君主，其性味可知矣。

《药性论》亦云：补肾添精。

《日华子》亦云：暖腰膝，助水脏也。

吴茱萸

《图经》云：生上谷。今江浙有之。三月开花，红紫色。七八月结子，嫩时微黄，成熟则深紫。九月九日采，阴干。以盐水洗百转，日晒干，存用之。

气热，味辛、甘。气味俱厚，阳中阴也。

辛，温，大热，有小毒。

入足太阴经、少阴经、厥阴经。

《本草》云：主温中下气，止痛，咳逆寒热，除湿血痹，逐风邪，开腠理，去痰冷，腹内绞痛，诸冷实不消，中恶心腹痛、逆气。利五脏。入足太阴、少阴、厥阴。震、坤合见[1]。其色绿。

《衍义》云：此物下气最速，肠虚人服之愈甚。蓼实为之使。恶丹参、消石、白垩。畏紫石英。

《心》云：去胸中逆气。不宜多用，辛热，恐损元气。

《象》云：食则令人口开目瞪。寒邪所隔，气不得上下，此病不已，令人寒

1　震、坤合见：八卦震属东方木、坤属土。合见，指该药同入肝、脾。

中,腹满膨胀,下利寒气,诸药不可代也。洗去苦味,日干,杵碎用。

垣曰[1]:浊阴不降,厥气上逆,咽隔不通,令人寒中,腹满下利,用之如神,无可代者。时珍曰:开郁,治吞酸疝气。

按　茱萸辛热,能散能温;苦热,能燥能坚。故所治之症,皆取散寒温中,燥湿解郁而已。咽喉口舌生疮,以茱萸末醋调,贴两足心,移夜便愈。引热下行也。

张仲景治呕而胸满者,茱萸汤主之。

益智

《山海经》云:益智子生昆仑国。《广州记》云:"益智[2],叶如蘘荷,茎如竹箭。子从心出,一枝有十子。子肉白滑。"今岭南州郡往往有之。

气热,味大辛,辛,温,无毒。

主君、相二火。手、足太阴经,足少阴经。本是脾经药。

《象》云:治脾胃中受寒邪,和中益气,治多唾,当于补中药内兼用之,勿多服。去皮用。

《本草》云:主遗精虚漏,小便遗沥,益气安神,补不足,安三焦,调诸气。夜多小便者,取二十四枚,碎之,入盐同煎服,有效。

《液》云:主君、相二火,手、足太阴,足少阴,本是脾药。在集香丸则入肺,在四君子汤则入脾,在大凤髓丹则入肾。脾、肺、肾,互有子母相关。

按　益智行阳退阴之药,三焦气弱者宜之。士瀛曰:心者脾之母,进食不止于和脾,火能生土,当使心药入脾药中,庶几相得。古人进食,多用益智,土中益火也。

猪苓

《药性论》云:出衡山山谷。微热,解伤寒温疫大热,发汗,主肿胀,满腹急痛。

1　垣曰:此下抄自《本草纲目》卷三十二"吴茱萸"条引"杲曰"。"垣"即李杲,晚号东垣老人。

2　智:原脱。据《证类本草》卷十四"益智子"条引"顾微《广州记》云"补。

气平，味甘、苦，甘寒。甘、苦而淡，甘重于苦，阳也。无毒。

入足太阳经、少阴经。

《象》云：除湿。比诸淡渗药[1]大燥，亡津液。无湿证勿服。去皮用。

《心》云：苦以泄滞，甘以助阳，淡以利窍，故能除湿、利小便。

《珍》云：利小便。

《本草》云：主痎疟，解毒蛊疰不祥，利水道。能疗妊娠淋。又治从脚上至腹肿，小便不利。仲景：少阴渴者猪苓汤。入足太阳、少阴。

《衍义》云：行水之功多。久服必损肾气，昏人目。果欲久服者，便宜详审。

胡椒

《日华子》云：胡椒生西戎。主调五脏，止霍乱，心腹冷痛及冷痢，杀一切鱼鳖毒。

气温，味辛，无毒。

《本草》云：主下气，温中去痰，除脏腑中风冷。向阳者为胡椒，向阴者为荜澄茄。胡椒多服损肺，味辛辣，力大于汉椒。

《衍义》云：去胃中寒痰吐水，食已即吐，甚验。过剂则走气。大肠寒滑亦用，须各以他药佐之。

川椒

《图经》云：椒生武都川谷。如小豆颗，皮紫赤色而圆。

气热、温，味大辛。辛温、大热，有毒。

《象》云：主邪气，温中，除寒痹，坚齿发，明目，利五脏。须炒去汗。

《心》云：去汗。辛热，以润心寒。

《本草》云：止邪气咳逆，温中，逐骨节皮肤死肌，寒湿痹痛，下气，除六腑寒冷，伤寒温疟，大风汗不出，心腹留饮，宿食，肠澼[2]下痢，泄精，女子字乳余疾，散风邪，癥结，水肿，黄疸，鬼疰蛊毒。耐寒暑，开腠理。闭口者杀人。恶

1　比诸淡渗药：原误作"此诸痰渗药"。据《汤液本草》卷五"猪苓"条改。

2　澼：原误作"癖"。据《证类本草》卷十四"蜀椒"条改。后同不注。

栝蒌、防葵,畏雌黄。

丹溪云:红椒属火而有水与金,有下达之能,所以其子名曰椒目。止行渗道,不行谷道。能下水燥湿。世人服椒者,无不被其毒。以其久久则火自水中起,谁能御之?

《圣惠方》:治毒蛇入口中,拔不出,用刀破蛇尾,内生椒三二粒,裹着,须臾即出。

厚朴

陶隐居云:今出建平山谷中。忌诸豆,干姜为之使。恶泽泻、寒水石、硝石。

气温,味辛。阳中之阴。苦而辛,无毒。

《本草》云:主中风、伤寒头痛寒热,惊悸,气血痹,死肌,去三虫,温中益气,消痰下气,疗霍乱及腹痛胀满,胃中冷逆[1],胸中呕不止,泄痢,淋露,除惊,去留热,心烦满,厚肠胃。

洁古云:能除腹胀。若元气虚弱,虽腹胀宜斟酌用之,寒胀是也。大热药中兼用,结者散之,乃神药也。误服脱人元气,切禁之。《主治秘诀》云:性温,味苦,气味俱厚,体重浊而微降,阴也。平胃气,去腹胀。孕妇忌之。又云:腹胀用姜制厚朴。

海藏云:经言治中风伤寒头痛,温中益气,消痰下气,厚肠胃,去腹胀满,果泄乎? 益气乎? 若与枳实、大黄同用,则能泄实满,经云“消痰下气”者是也。若与陈皮、苍术同用,则能除湿[2]满,《经》曰温中益气者是也。若与解利药同用,则治伤寒头痛;与治痢药同用,则厚肠胃。大抵苦温,用苦则泄,用温则补。《衍义》云:平胃散中用之,最调中,至今此药盛行。既能温脾胃气,又能走冷气,为世所须也。加减随证,如五积散治疫同功。

丹溪云:属土而有火,气药也。温而能散,泻胃中之实也。而平胃散用之,佐以苍术,正为泻上焦之湿,平胃土,不使之太过,而复其平,以致于和而已。非谓温补脾胃言也。

1　逆:原误作“述”。据《证类本草》卷十三“厚朴”条改。

2　除湿:原作“泄实”,则与前“泄实满”无别矣。据《汤液本草》卷五“厚朴”条改。

后人执之以为补剂，误矣！

没药

《日华子》云：破癥瘕。是波斯国彼处松脂也。

味苦，平，无毒。

《本草》云：主破血止痛，疗金疮杖疮，诸恶疮，痔漏卒下血，目中翳，晕痛，肤赤。生波斯国。似安息香，其块大小不定，黑色。

乳香

《广志》云：乳香生南海。色黄透明如乳头者佳。

洁古云：辛热，纯阳。补肾及定诸经之痛。

东垣云：乳香味苦，辛热，纯阳。疗风水肿毒，去恶风、心腹痛。入丸散用之。微炒杀毒，得不粘。

《博济方》：治急慢惊风，乳香半两，甘遂、半夏[1]各半两，同研细，每服五分，用乳香汤调下，或小便调。

箬叶烘燥，灯草同擂。若合丸散，罗细和入。倘煎汤液，临熟和调。疗诸毒恶疮，定诸经卒痛。亦入敷膏，止痛长肉。定痛，走气分。

丁香

《图经》云：丁香，出广州者佳。

气温，味辛。纯阳，无毒。

入手太阴经，足阳明经、少阴经。

《象》云：温脾胃，止霍乱，消疹癖，气胀反胃，腹内冷痛。壮阳，暖腰膝。杀酒毒。

《珍》云：去胃中之寒。

《本草》云：主温脾胃，止霍乱拥胀，风毒诸肿，牙齿疳䘌。能发诸香。能疗反胃，肾气奔豚气，阴痛。壮阳，暖腰膝，消疹癖，除冷劳。

《液》云：与五味子、广茂同用，亦治奔豚之气，能泄肺，能补胃，大能疗肾。

1　半夏：《证类本草》卷十三“乳香”条引《博济方》无半夏。

丹溪云：属火而有金，补泻能走。夫人口居上而地气出焉。肺行清令，与脾[1]气相和，惟有润而甘芳自适，焉有所谓口气病者乎？口气有而己自嫌之，以其脾有郁火，溢入肺中，失其清和甘美之意，而浊气上干，此所谓为口气病也。若以丁香含之，扬汤止沸尔。惟以香薷煮汁饮之，其效甚捷。

时珍曰：治小儿吐泻，痘疮灰白。大者名母丁香。同姜汁涂白须孔中，即生黑者。抱朴子云：凡目病，以母丁香、黄连、乳汁，煎注之，皆愈。此得辛散苦降养阴之妙。陈承言不可点眼，不知此理也。

按　丁香，理元气而驱寒开胃。虚人呕哕，非此不能除。第气血盛者禁服，恐其助火僭上耳。

雷公云：丁香有雌雄，颗大为雌，颗小为雄，大如枣核。方中多使雌者。膏煎中用雄者。

檀香

陈藏器云：檀香，出海南。蜜白色者佳。

气温，味辛，热，无毒。

入手太阴经，足少阴经，通行阳明经药。

《本草》云：主心腹痛，霍乱，中恶鬼气，杀蛊。又云：治肾气诸痛，腹痛，消热肿。

东垣云：能调气而清香，引芳香之物，上行至极高之分。最宜橙、橘之属，佐以姜、枣，将以葛根、豆蔻、缩砂、益智，通行阳明之经，在胸膈之上，处咽嗌之中，同为理气之药。

《珍》云：主心腹霍乱中恶。引胃气上升进食。

苏合香

味甘，温。无毒。

《本草》云：主辟恶，杀鬼精物，温疟，蛊毒，痫痓，去三虫，除邪，令人无梦魇。久服通神明，轻身长年。生中台川谷。

禹锡云：按《梁书》云：中天竺国出苏合香，是诸香汁煎之，非自然一物也。

1　脾：原误作"肺"。据《本草衍义补遗》"丁香"条改。

沉香

《通典》云：海南林邑国秦象郡林邑县出沉香，置水中则沉，故名曰沉香。不沉者曰栈香。

气微温，阳也。

《本草》云：治风水毒肿，去恶气，能调中壮阳，暖腰膝，破癥癖，冷风麻痹，骨节不任，湿风皮肤痒，心腹痛，气痢，止转筋吐泻。

东垣云：能养诸气，上而至天，下而至泉。用为使，最相宜。

《珍》云：补右命门。

按 《元戎[1]》谓：强忍房事，致胞转不通，非沉香不治。盖以性沉下达，故下部多功。温中而不助火，但多伪者，须焚而辨之。

龙脑

陶弘景云：生西波律国，是波律树中脂也。

味甘、辛，微温，无毒。

东垣云：龙脑入肾，治骨病。

丹溪云：龙脑属火。世知其寒而通利，然未达其暖而轻浮飞扬。《局方》但喜其香而贵细，故动辄与麝香同用，而为桂、附之佐。殊不知人身之阳易于动，阴易于亏，幸试思之。

明净，状若梅花瓣者佳。瓷罐盛贮，务加灯草，或合糯米炭，不耗散气味。

主治内外障眼，镇心秘精。《别录》云：妇人难产，取龙脑末少许，新汲水服。

世人多用番硝混揽。但番硝质重、色苍，如砂[2]细，不可不择。

墨

丹溪云：墨属金而有火与水。入药甚助补性。

《本草》云：味辛，无毒。止血，治产后血晕。

《千金方》：治物落眼中不出，好墨清水研，点入即出。

---

1 元戎：即《医垒元戎》，临证医书。元·王好古撰于1237年，十二卷。
2 砂：原作"炒"，不通。据文义，似当作"砂"，因改。

止血果捷，因黑胜红，鼻衄吐血。摩，滴入。血晕崩中，醋摩服。

槟榔

陶隐居云：出交州，形小而味甘。广州以南者形大而味涩。

气温，味辛、甘。味厚气轻，阴中阳也。纯阳。无毒。

《象》云：治后重如神。性如铁石之沉重，能坠诸药至于下极。杵细用。

《心》云：苦以破滞，辛以散邪，专破滞气下行。

《珍》云：破滞气，泄胸中至高之气。

《本草》云：主消谷逐水，除痰癖，下三虫，去伏尸，疗寸白虫。

《图经》云：岭南人啖之，以当果实。得扶留藤与瓦屋子灰同咀嚼之，则柔滑甘美。今不复细分，但取鸡心状，存坐正稳，心不虚破，锦纹者为佳。

栀子

《图经》云：栀子生岭南州谷[1]。今南方及西蜀有之。二三月生白花，花皆六出，甚芬香。九月采实，暴干。

气寒，味微苦。味苦，性大寒。味薄，阴中阳也。无毒。

入手太阴经。

《象》云：治心烦懊憹而不得眠，心神颠倒欲绝，血滞，小便不利。杵细用。

《心》云：去心中客热，除烦燥，与豉同用。

《珍》云：止渴，去心懊憹烦燥。

《本草》云：主五内邪气，胃中热气，面赤，酒疱皶鼻，白癞赤癞，疮疡。疗目热赤痛，胸心、大小肠大热，心中烦闷，胃中热气。

仲景用栀子治烦，胸为至高之分也。故易老云"轻浮而象肺"也。色赤而象火，故能泄肺中之火。《本草》不言吐，仲景用此为吐药。栀子本非吐药，为邪气在上，拒而不下，故令上吐，邪因得以出。《经》曰：其高者，因而越之。此之谓也。或用栀子利小便，实非利小便，清肺也。肺气清而化，膀胱为津液之府，小便得此，气化而出也。本经谓治大小肠热，辛与庚合，又与丙合，又能泄戊，其先入中州故也。入手太阴。栀子豉汤治烦燥，烦者气也，燥者血

1　岭南州谷：《证类本草》卷十三"栀子"条引《本草图经》作"南阳川谷"。

也。气主肺，血主肾。故用栀子以治肺烦，用香豉以治肾躁。躁者懊憹不得眠也。少气虚满者加甘草；若呕哕者加生姜、橘皮。下后腹满而烦，栀子厚朴枳实汤；下后身热微烦，栀子甘草干姜汤。栀子大而长者染色，不堪入药。皮薄而圆，七棱至九棱者，名山栀子，所谓越桃者是也。

《衍义》云：仲景治伤寒，发汗吐下后，虚烦不得眠。若剧者必反复颠倒，心中懊憹，以栀子豉汤。治虚烦，故不用大黄，以有寒毒故也。栀子虽寒无毒，治胃中热气。既亡血，亡津液，脏腑无润养，内生虚热，非此不可除。又治心经留热，小便赤涩，去皮山栀子、火煨大黄、连翘、甘草炙，等分末之，水煎三钱匕，服之无不效。

仲景《伤寒论》及古今诸名医治发黄，皆用栀子、茵陈、香豉、甘草四物，等分，作汤饮之。又治大病起，劳复，皆用栀子、鼠矢等汤，并利小便而愈。其方极多，不可悉载。用仁去心胸中热，用皮去肌表热。

《兵部手集》：治头痛不可忍，多是风痰所致，栀子末和蜜，浓敷舌上，得吐即愈。

黄蘗

《本草》云：生汉中山谷及永昌。恶干漆。

气寒，味苦。苦厚，微辛，阴中之阳，降也。无毒。

足太阳经引经药，足少阴经之剂。

《象》云：治肾水膀胱不足，诸痿厥，脚膝无力，于黄芪汤中少加用之，使两膝中气力涌出，痿即去矣。蜜炒此一味，为细末，治口疮如神。瘫痪必用之药。

《本草》云：主五脏、肠胃中结热，黄疸，肠痔。止泄痢，女子漏下赤白，阴伤蚀疮。疗惊气在皮间，肌肤热赤起，目热赤痛，口疮，久服通神。

《主治秘诀》云：性寒，味苦，气味俱厚，沉而降，阴也。其用有六：泻膀胱龙火，一也；利小便热结，二也；除下焦湿肿，三也；治痢疾先见血，四也；去脐下痛，五也；补肾气不足，壮骨髓，六也。二制则治上焦，单制则治中焦，不制则治下焦也。既能泄泻膀胱火，亦能利窍。小便黄，用蘗皮，涩者加泽泻。

东垣云：黄蘗，味辛苦。苦厚，辛微，阴中之阳，降也。太阳经引经之药，泻膀胱经火，补本经及肾不足。苦寒安蛔，补下焦虚，坚[1]肾。《经》曰"苦以坚之"。凡痿厥、除湿药中，不可缺也。

海藏云：足少阴之剂。肾苦燥，故肾停湿也，栀子、黄芩入肺，黄连入心，黄蘗入肾，燥湿所归，各随其类也。《活人书[2]》解毒汤，上下内外通治之。

丹溪云：蘗皮属金而有水与火，走手厥阴经，而有泻火补阴之功。舌颊疮多生于郁，用之以配细辛，治口疮有奇效。

丹溪曰：黄柏走至阴，有泻火之功，非阴火不可用也。

按　气为阳，血为阴。阳火炽，则阴血涸。黄柏苦寒，故治阴虚火动。然必少壮气盛者相宜。若中气虚而多火者，久服则有寒中之变。叶氏《医学[3]统旨》有四物汤加黄柏、知母，久服伤胃、不能生阴之戒。近世皆恣用之，往往难救。岂不闻苦者直行而泄，既大虚矣，可再泄乎？胡不反而思之？

桑白皮

气寒，味甘、酸。甘而辛，甘厚、辛薄。无毒。

入手太阴经。

《象》云：主伤中，五劳羸瘦，补虚益气，除肺气，止唾血热渴，消水肿，利水道。

《心》云：甘以固元气，辛以泻肺气之有余。

《本草》云：治伤中，五劳六极羸瘦，崩中脉绝，补虚益气；去肺中水气，唾血热渴，水肿腹满胪胀，利水道，去寸白。可缝金疮。出土上者杀人。续断、麻子、桂心为之使。忌铁、铅。

桑寄生：《经》曰：腰痛，痈肿，坚发齿，安胎。

隐居曰：崩中内伤，产后余疾，下乳，金疮。大明曰：助筋，益血脉。

按　桑皮入肺，长于利水，实则泻子也。东垣谓性不纯良，不宜多用。肺虚而小便利者尤忌。丹溪谓：寄生乃近海地暖，不蚕[4]，无采捋[5]之苦。气厚意

1　坚：原误作"肾"。据《汤液本草》卷五"黄蘗"条改。
2　书：原脱。据《汤液本草》卷五"黄蘗"条补。
3　学：原作"家"，据叶文龄《医学统旨》改。
4　蚕：原误作"蚤"。据《本草衍义补遗》"桑寄生"条改。
5　捋：原误作"捊"，不通。《本草衍义补遗》"桑寄生"条作"将"，亦不妥。据文义及字形，此当为"捋"，以手脱物之义，因改。

浓，自然生出，何尝节间可容他子耶？真者有神验，假者能杀人。

《唐本》注云：桑椹味甘，无毒。取二十枚，和胡桃脂研如泥，拔去白发，点孔中，即生黑者。

陈藏器云：桑椹，利五脏关节，通血气。久服不饥。多收暴干，捣末，蜜和为丸，每日服六十丸，变白不老。

梓白皮

气寒，味苦，无毒。

《本草》云：主热，去三虫，治目中疾。生河内山谷。今近道皆有之。木似梧桐。

《博物志》云：止吐逆反胃。

紫葳　即凌霄花

气微寒，味酸，无毒。

《本草》云：主妇人产乳余疾，崩中，癥瘕血闭，寒热羸瘦，养胎。茎、叶：味苦，无毒，主痿蹶，益气。

《日华子》云：根治热风身痒，游风风疹，治瘀血带下。花、叶功用同。又云：凌霄花，治酒齇热毒风刺，妇人血膈游风，崩中带下。

丹溪云：凌霄花，治血痛之要药也。且补阴甚捷。盖有守而能独行。妇人方中宜用。

诃黎勒

《图经》云：今岭南广州最盛。似栀子，青黄色。

气温，味苦。苦而酸，性平。味厚，阴也，降也。苦重，酸轻。无毒。

《象》云：主腹胀满，不下饮食，消痰下气，通利津液，破胸膈结气。治久痢赤白，肠风。去核，捣细用。

《心》云：《经》曰：肺苦气上逆，急食苦以泄之，以酸补之。苦重泻气，酸轻不能补肺，故嗽药中不用。俗名诃子、随风子。

《本草》云：主冷气，心腹满，下食。仲景治气痢，以诃黎勒十枚，面裹，煻灰火中煨之，令面黄熟，去核，细研为末，和粥饮，顿服。

《衍义》云：气虚人亦宜。缓缓煨熟，少服。此物能涩[1]肠而又泄气，盖其味苦涩故尔。其子未熟时，风飘堕者，谓之随风子。

气虚及暴嗽、初泻痢者，不可轻用，收涩故也。

杜仲

陶隐居云：杜仲出豫州上虞县[2]者佳。

味辛、甘，平、温，无毒。阳也，降也。

《本草》云：主腰脊[3]痛，补中益精气，坚筋骨，强志，除阴下湿痒，小便余沥，脚中酸疼，不欲践地。久服轻身耐老。恶蛇蜕皮、玄参。

《日华子》云：暖。治肾劳，腰脊挛。入药炙用。

好古云：润肝燥，补风虚。

按　古方只用杜仲滋肾，好古始言肝经药。然入肝补肾，子能令母实也。

枳壳

《本草》云：生商州川[4]谷。用当去瓤麸炒。

气寒，味苦。苦而酸，微寒。味薄气厚，阳也。阴中微阳，无毒。

《本草》云：主风痒麻痹，通利关节，劳气咳逆，背膊闷倦，散留结胸膈痰滞，逐水消胀满，大肠风，安胃，止风痛。

《药性论》云：枳壳，使。味苦、辛。治遍身风疹，肌中如麻豆，恶痒。壳：高，主皮毛胸膈之病；实：低，主心胃之病。其主治大同小异。

《秘诀》云：性寒，味苦。气厚味薄，浮升而微降，阴中阳也。其用有四：破心下坚痞，一；利胸中气，二；化痰，三；消食，四。然不可多用，多则损胸中至高之气。

1　涩：原误作"泄"。据《本草衍义》卷十五"诃黎勒"条改。

2　豫州上虞县：杜仲生上虞，陶弘景有注："上虞在豫州，虞、虢之虞，非会稽上虞县也。"此书取陶说。

3　脊：原误作"膝"。据《证类本草》卷十二"杜仲"条引《本经》作"脊"改，与《汤液本草》合。

4　川：原脱。据《证类本草》卷十三"枳壳"条补。

东垣云：气血弱者，不可服枳壳，以其损气也。

《杜壬方》载：湖阳公主苦难产，方士进瘦胎饮，用枳壳四两、甘草二两，为末，每服一钱，自五月后，一日一服。寇宗奭曰：胎壮则子有力易生，服枳壳反致无力，所谓易产，大不然也。

时珍曰：里急后重，用陈枳壳末三钱，茶调服。

枳实

气寒，味苦、酸、咸。纯阴，无毒。

《象》云：除寒热，破结实，消痰癖，治心下痞，逆气胁痛。麸炒用。

《心》云：洁古用去脾经积血，故能去心下痞。脾无积血，则心下不痞。治心下痞，散气消宿食。苦寒，炙用，破水积，以泄里除气。

洁古云：去胃气湿热。《主治秘诀》云：气味升降，与枳壳同。其用有五：主心下痞，一；化胸胁痰，二；消宿食，三；散败血，四；破坚积，五。凡治心下痞及宿食不消，并用枳实、黄连。

丹溪云：枳实泻痰，能冲墙倒壁，滑窍泻气之药。

《本草》云：主大风在皮肤中如麻豆，苦痒。除寒热结，止痢[1]，长肌肉，利五脏，益气轻身。除胸胁痰癖，逐停水，破结实，消胀满，心下急，痞痛，逆气，胁风痛。安胃气，止溏泄，明目。生河内川泽，商州者佳。益气则佐之以人参、干姜、白术；破气则佐之以大黄、牵牛、芒硝。此《本经》所以言益气，而复言消痞也。非白术不能去湿，非枳实不能除痞。壳主高而实主下。高者主气，下者主血。主气者在胸膈，主血者在心腹。仲景治心下坚，大如盘，水饮所作，枳实白术汤主之。枳实七枚，术三两，水一斗，煎取三升，分三服，腹中软即消。

《衍义》云：枳壳、枳实，一物也。小则性酷而速，大则性详而缓。故仲景治伤寒仓卒之病，承气汤中用枳实，此其意也。皆取其疏通决泄破结实之义。他方但导败风壅之气，可常服者，故用枳壳。故胸中痞，有桔梗枳壳汤；心下痞，有枳实白术汤。高低之分，易老详定为的也。

按　枳壳、枳实，总是破气之功。枳壳性缓，治高；枳实性急，治下。亦犹

1　痢：原误作"麻"。据《证类本草》卷十三"枳实"条改。

陈皮治上,青皮治下之义也。然枳实能定痰喘,不独治下;枳壳能通大肠,不独治上。要之,飞门至魄门,皆肺主之,三焦相通,一气而已。

郁李仁

《图经》云:郁李仁,《本经》不载所出州土,但云生高山川谷及丘陵上。今处处有之。核随子熟,六月采根并实,取核中仁用。

味苦、辛。阴中之阳。辛、苦,阴也。

《珍》云:破血润燥。

《本草》云:郁李根,主齿龈肿,龋齿,坚齿,去白虫。

东垣云:郁李仁,味酸、平,阴中之阳。主大腹水肿,面目四肢浮肿。治大便气结燥,涩滞不通,七圣丸中用之,专治气燥。

巴豆

陶隐居云:出巴郡,似大豆,最能泻人。新者佳。用之去心皮,以麻油同酒熬令黄黑色,捣如膏,入丸散。

气温,味辛。生温,熟寒。有大毒。

《本草》云:主伤寒,温疟寒热,破癥瘕结聚坚积,留饮痰癖,大腹水胀。荡涤五脏六府,开通闭塞,利水谷道。去恶肉,除鬼毒蛊疰邪物,杀虫鱼,疗女子月闭,烂胎。金疮脓血,不利丈夫,阴癫。杀斑猫毒,健脾开胃。

易老云:斩关夺门之将,大宜详悉,不可轻用。

雷公云:得火则良。若急治,为水谷道路之剂,去皮心膜油,生用;若缓治,为消坚磨积之剂,炒烟去,令紫黑,研用。可以通肠,可以止泄,世所不知也。仲景治百病客忤,备急圆主之。巴豆、杏仁例[1],及加减寒热佐使,五色并余例,并见《元戎》。

《珍》云:去胃中寒湿[2]。

《经验方》云:治箭镞入骨不可拔,取巴豆微熬,与蜣螂同研,涂伤处。须臾痛定,微痒,忍之。待极痒,即拔之立出矣。

1　例:原字漫漶。据《汤液本草》卷五"巴豆"条补正。
2　湿:原误作"热"。据《汤液本草》卷五"巴豆"条改。

芫花

《图经》云：生淮源川谷。今在处有之。春生叶，小而尖，似杨柳枝叶。二月开紫花，颇似紫荆而作穗。三月三日采，阴干。

气温，味辛、苦，有小毒。

《本草》云：主咳逆上气，喉鸣喘急，咽肿短气，蛊毒鬼疟，痈肿疝癖。杀虫鱼。消胸中痰水，喜去声喟，水肿，五水在五脏、皮肤，及腰痛。下寒毒、肉毒。久服令人虚。仲景治太阳中风，胁下痛、呕逆者可攻，十枣汤主之。

《液》云：胡洽治痰癖、饮癖，加以大黄、甘草，五物同煎，以相反主之，欲其大吐也。治之大略：水者，肺、肾、胃三经所主，有五脏六腑十二经之部分。上而头，中而四肢，下而腰脐，外而皮毛，中而肌肉，内而筋骨。脉有尺寸之殊、浮沉之异，不可轻泻。当知病在何经何脏，误用则害深，然大意泄湿。内云"五物"者，即甘遂、大戟、芫花、大黄、甘草也。

醋煮数沸，漉出，清水浸一宿，复晒收用，可免其毒。

苏木

雷公云：出南海交州。凡使去粗皮并节。若中心文横如紫角者，号曰木中尊色，其效倍常百等。

气平，味甘、咸。甘而酸、辛，性平。甘胜于酸辛，阳中之阴也。无毒。

《本草》云：主破血，产后血胀闷欲死者。排脓止痛，消痈肿瘀血，妇人月水不调，及血晕口噤。

《心》云：性平，甘胜于酸辛。去风，与防风同用。

《珍》云：破死血。

川楝子

气寒，味苦，平。有小毒。

《本草》云：治伤寒大热烦燥，杀三虫疥疡，利小便。杵细用。

洁古云：楝实入心经，止下部腹痛。又云：味酸、苦，阴中之阳。心暴痛者，非此不能除。

雷公云：凡采得，曝干。酒拌令湿，蒸皮软，剥去其皮，取肉留核。其核捶碎，用浆水煮一伏时。核、肉不并用。

樗木皮

丹溪云：臭椿根皮，性凉而能涩血。

《日华子》云：樗皮，温，无毒。主疳痢，地榆同疗，止泻，缩小便，治肠风。入药蜜炙用。

无花而不实、气香者，为椿；有花而荚、气臭者，为樗。

金樱子

《图经》云：江西、剑南、岭外者为胜。金樱膏：以竹夹子摘取，于大木臼中杵去刺，皮为两片，去其子，以水淘洗过，捣烂，入大砂锅，以水熬。不绝火熬，约水耗半，取出，澄滤过，熬似稀糖，每服一匙。

味酸、涩，性平，无毒。

入肝经。去刺及核，刷毛净。《蜀本》曰：脾泄下痢，止便涩精。慎微曰：止遗泄，取其涩也。红熟时，味甘不涩，全失本性。当取半黄者用。宗奭曰：霜熟时采，不尔令人利。丹溪曰：经络隧道，以通畅为和平。昧者取其涩性，煎膏食之，自不作靖，咎将谁执？

按　金樱子，无故而服，以取快欲，则不可。若精不固者，用之何咎之有？

沈存中云：金樱子止遗精，取其温且涩。世之用者，待红熟，取汁熬膏，大误也。红熟则却失本性，今取半黄时采用。

乌药

《图经》云：今出台州、衡州。似茶槚，白而软，形如连珠者佳。

气温，味辛，无毒。

入足阳明经、少阴经。

《本草》云：主中恶心腹痛，蛊毒疰忤鬼气，宿食不消，天行疫瘴，膀胱、肾间冷气攻冲背膂。妇人血气，小儿腹中诸虫。又云：去猫涎极妙。乌药叶及根，嫩时采作茶片，炙碾[1]，煎服，能补中益气，偏止小便滑数。

---

1 碾：原误作"娠"。据《汤液本草》卷五"乌药"条改。

干漆

《本草》云：生汉中川谷。崔豹《古今注》曰：干漆乃漆桶中自然干者，状如蜂房孔。

气温、平，味辛。有毒。

《本草》云：主绝伤，补中，续筋骨，填髓脑，安五脏，治五缓六急，风寒湿痹。疗咳嗽，消瘀血痞结腰痛，女子疝瘕。利小肠，去蛔虫。生漆，去长虫。半夏为之使。畏鸡子，忌油脂[1]。

《简要济众[2]》治九种心痛，用干漆一两，炒烟净，细研，醋煮，面糊为丸如梧桐子大。每服五丸至七丸，热酒送下。

凡用须捣碎、炒烟尽，不损人肠胃。

皂荚

《本草》云：生雍州川谷。今处处有之。肥大者佳。牙皂最下。

气温，味辛、咸，有小毒。引入厥阴经药。

《本草》云：主风痹死肌邪气，风头泪出，利九窍，疗腹胀满，消谷，除咳嗽。治囊缩，妇人胞不落。明目、益精。可为沐药。不入汤。

《日华子》云：通关节，除头风，消痰，杀劳虫，治骨蒸，开胃，破坚癥腹中痛，能堕胎。柏实为之使。恶麦门冬，畏空青、人参、苦参。

仲景治咳逆上气、唾浊，但坐不得卧，皂荚丸主之。杵末，一物蜜丸桐子大，用枣汤服一丸，日三夜一。

《活人书》治阴毒，正阳散内用皂荚，引入厥阴也。用之有蜜炙、酥炙、烧灰之异，等分依方。

竹叶

气平，叶辛。又苦、大寒。辛、平，无毒。

《本草》云：主咳逆上气，溢筋，急恶疡，杀小虫，除烦热，风痉，喉痹，呕吐。仲景竹叶汤，用淡竹叶。

1　脂：原作"醋"。据《证类本草》卷十二"干漆"条改。
2　济众：原作"方"。据《证类本草》卷十二"干漆"条改。

《心》云：除烦热，缓皮而益气。

《珍》云：阴中微阳，凉心经。

竹茹

气微寒，味苦。

《本草》云：主哕呕，温气寒热，吐血崩中，溢筋。

淡竹叶

气寒，味辛，平。

《本草》云：主胸中痰热，咳逆上气。

《药性论》云：淡竹叶，主吐血，热毒风。压丹石药毒，止渴。

《日华子》云：淡竹及根，消痰，止热狂烦闷，中风失音不语，壮热头痛、头风，并怀孕妇人头旋倒地，止惊悸，温疫迷闷，小儿惊痫天吊。茎、叶同用。见《局方本草》。

竹沥

丹溪云：竹沥，《本草》言大寒。泛观其意，以与石膏、黄芩、黄连等同类。而诸方治胎前产后诸病，及金疮口噤，与血虚自汗、消渴尿多，皆是阴虚之病，无不用之。产后不碍[1]虚，胎前不损子。夫何世俗因"大寒"二字，弃而不用，缩手待尽，岂不哀哉？《内经》云：阴虚则发热。夫寒而能补，正与病对。薯蓣寒而能补，世或用之。惟竹沥因大寒而置疑，是犹因盗嫂受金，而弃陈平之国士也。殊不知竹沥味甘、性缓，能降阴虚之有大热者。大寒言其功也，非以气言也。幸相与评其可否。若曰不然，世人食笋，自幼至老，何无一人因笋之寒而病？沥即笋之液也，况假于火而成者，何寒如此之甚？又云：竹沥滑痰，非佐以姜汁，不行经络。痰在四肢，非竹沥不开；痰在皮里膜外，非竹沥、姜汁不可除；痰在膈间，使人颠狂，宜用竹沥。风痰亦宜用。其功又能养血。

荆沥

味苦，气温，无毒。

---

1 碍：原误作"得"。据《本草纲目》卷三十七"竹"条"产后不碍虚"改。

虚痰用竹沥，实痰用荆沥。二味开经络，行血气，俱用姜汁助送。

《唐本》注云：此即作棰杖者，俗名黄荆是也。

按　《汉书·郊祀志》以牡荆茎为幡竿。今所在皆有之。

陈藏器云：荆木取茎截，于火上烧，以物取而饮之。去心闷烦热，头旋目眩，卒暴失音，小儿惊痫。除消渴，痰唾。

茗苦茶 早采为茶　晚采为茗

气微寒，味苦、甘，无毒。

入手足厥阴经。

主发散，降火，清头目，除痰热，下逆气，消宿食，利小便，令人少睡。然去人脂，暗中损人不少。空心尤宜忌之。惟饮食后，浓茶漱口，即去烦腻，且苦能坚齿、消蠹，不妨。治阴证汤药内用此，去格拒之寒，及治伏阳，大意相似。茶苦，《经》云"苦以泄之"。其体下行，如何是清头目？

郭璞云：早采为茶，晚采者为茗。其名有五：一曰茶，二曰槚，三曰蔎，四曰茗，五曰荈。今不分说矣。十年茶用头醋煎服，治心痛不可忍者。

秦皮

《图经》云：生庐江川谷。二月、八月[1]采根皮，阴干。其皮有白点而不粗错，俗呼[2]为自[3]梣木。不开花实。取皮渍水碧色，书纸看之青色，此为真也。其木大都似檀，叶如匙头许大[4]而不光。

气寒，味苦，无毒。

《液》云：主热利下重，下焦虚。《经》云：以苦坚之。故用白头翁、黄檗、秦皮，苦之剂也。治风寒湿痹，目中青翳白膜，男子少精，妇人带下，小儿惊痫。宜作汤洗目。俗呼为白梣木。取皮渍水，浸出青蓝色。与紫草同用，以增光晕尤佳。大戟为之使。恶吴茱萸。

1　月：原误作"日"。据《证类本草》卷十三"秦皮"条改。

2　呼：原脱。据《证类本草》卷十三"秦皮"条引《本草图经》补。

3　自：《证类本草》卷十三"秦皮"条亦作"自"。《本草纲目》卷三十五"秦皮"条与《汤液本草》卷五"秦皮"条均作"白"。

4　许大：原误作"虚火"。据《证类本草》卷十三"秦皮"条引《本草图经》改。

松节

丹溪云：松属阳金。用其节炒焦，治筋骨间病。能燥血中之湿。松花多食，能发上焦热病。

《日华子》云：松节无毒。治脚软，骨节风痛。

《药性论》云：松脂，味甘，平。杀虫用之。主耳聋，牙有虫孔。少许用之不落，虫自死。能贴诸疮，煎膏生肌止痛，抽风除湿。

枫香脂

丹溪云：枫香属金而有水与火，性疏通，故木易有虫穴。其液名白胶香，为外科家要药。近世不知，误以为枫脂之明莹者，甚失本经之意。

《本草》云：味辛、甘，平，无毒。《尔雅疏》云：枫木厚叶柔枝，善摇，一名摄摄，言天风则鸣摄摄也。

胡桐泪[1]

《日华子[2]》云：出肃州，状如黄矾，得水便消，似消石也。冬月采之。今西番亦有商人货之者。

味咸，气寒，无毒。

《珍》云：瘰疬非此不能除。

《本草》云：味咸、苦，大寒，无毒。主大毒热，心腹烦满，水和服之取吐。又主牛马急黄、黑汗，水研三二两灌之，立瘥。

《日华子》云：治风蚛[3]牙齿痛，杀火毒并面毒。

《海药[4]》云：主风疳䘌，齿牙疼痛，骨槽风劳。能软一切物。多服令人吐。又为金银焊药。

1　胡桐泪："胡"，原作"梧"，此沿袭《汤液本草》卷五"梧桐泪"之误，今据《证类本草》卷十三"胡桐泪"改。梧桐、胡桐并非一物，本条内容均属胡桐泪，然文献出处多处误注。

2　日华子：此下内容非《日华子本草》文，乃据《证类本草》卷十三"胡桐泪"所引《唐本草》及蜀本《本草图经》糅合而成。

3　蚛：原作"蟲"，据《证类本草》卷十三"胡桐泪"引《日华子》改。

4　药：原作"藏"，据《证类本草》卷十三"胡桐泪"引《海药》改。

杉材

陶隐居云：杉材微温，无毒。出南郡，深山中多有之。削作片，煮以洗涤疮，妙。

丹溪云：杉材属阳金而有火。用节作汤浸洗，以治脚气肿痛。言用屑者，非也。

五倍子

丹溪云：五倍子属金与[1]水。噙口中，善收顽痰有功。且解诸热毒。

《本草》云：味苦、酸，平，无毒。疗齿宣疳䘌，肺藏风毒，流溢皮肤，作风湿癣疮，瘙痒脓水，五痔下血不止。小儿面鼻疳疮。一名文蛤。在处有之。

1　与：原字漫漶。据《本草衍义补遗》"五倍子"条补正。

卷 之 三

潜庵居士辑

谷　部

粟米

《本草》云：粟米，味咸，微寒，无毒。主养肾气，去胃脾中热。陈者味苦。

陶隐居云：江东所种，其粒细于粱米。三五年者为汤，解烦闷。

丹溪云：粟属水与土。陈者硬而难化。惟得浆水则易化。陈廪米，即多年仓廪中香黄者，主开胃气，除烦渴，止泄。

《千金方》云：粟米治反胃，食即呕吐者，以米作粉，和水丸如梧桐子大，淡醋汤吞下十一丸，即好。

糯米

味甘，气温，无毒。

主温中益气，止反胃，坚大便。

杵头糠：治卒噎。

粳米

气微寒，味甘、苦，甘、平，无毒。

入手太阴经，少阴经。

《液》云：主益气，止烦、止渴、止泄。与熟鸡头[1]相合，作粥食之，可以益精强志，耳目聪明。本草诸家共言益脾胃，如何白虎汤用之入肺？以其阳明为胃之经，色为西方之白，故入肺也。然治阳明之经，即在胃也。色白，味甘寒，入手太阴。又少阴证桃花汤用此，甘以补正气。竹叶石膏汤用此，甘以益不足。

《衍义》云：平和五脏，补益胃气，其功莫逮。然稍生则复不益脾，过熟则佳。

孟诜云：陈仓米，曰廪。作干饭食之，止痢。

《日华子》云：补中，壮筋骨，厚肠胃。

1　熟鸡头：指芡实煮熟。芡实一名鸡头米。

赤小豆

《图经》云：赤小豆，今江淮多种。

气温，味辛、甘、酸。阴中之阳。无毒。

《本草》云：主下水，排脓，寒热热中，消渴，止泄，利小便，吐逆卒澼，下胀满。又治水肿，通健脾胃。久食则虚人，令人黑瘦枯燥。

赤小豆花：能治宿酒渴病。即腐婢也。花有腐气，故以名之。与葛花末服方寸匕，饮酒不知醉。气味平、辛。

大豆黄卷

气平，味甘，无毒。

主湿痹筋挛，膝痛。是以生豆为蘖，待其芽出，便曝干用。方书名黄卷[1]皮。产妇药中用之，性平。

《食疗[2]》云：黄卷长五分者，破妇人恶血良。

黑大豆

气平，味甘。

《本草》云：涂痈肿。煮汁饮，杀鬼毒，止痛。解乌头毒，除胃中热痹。伤中淋露，逐水胀，下瘀血。久服令人身重。炒令黑，烟未断，热投酒中。治风痹瘫痪，口噤，产后诸风。恶五参、龙胆。得前胡、乌喙、杏仁、牡蛎良。

豆腐食多，萝卜能消。

《日华子》云：调中下气，通关脉，制金石药毒。治牛马温毒。

大麦蘖

气温，味甘、咸，无毒。

丹溪云：麦蘖行上焦之滞血，腹中鸣者用之。

《象》云：补脾胃虚，宽肠胃，先杵细，炒黄，取面用。

---

1 黄卷：原误作"黄芩"。据《证类本草》卷二十五"生大豆"条引《图经》云"方书名黄卷皮"改。

2 食疗：原误作"金疗"。据此下引文来自《证类本草》卷二十五"大豆黄卷"条引《食疗》改。

《本草》云:能消化宿食,破癥结冷气,去心腹胀满,开胃,止霍乱,除烦去痰,治产后秘结,鼓胀不通。

小麦

气微寒,味甘,无毒。

《本草》云:除热,止燥渴咽干,利小便,养肝气,止漏血、唾血。青蒿散有小麦百粒,治大人小儿骨蒸肌热,妇人劳热。

丹溪云:面热而麸凉。

《圣惠方》:治烦热,少睡多渴,用小麦作饮汤食之。

白面:益气力,厚肠胃,易生湿热,萝卜汁解。

《日华子》云:麦蘗,温中下气,开胃,止霍乱,除烦消痰。能催生落胎。

神曲

气温,味甘。

入足阳明经。

《象》云:消食,治脾胃食不化,须于[1]脾胃药中少加之,微炒黄用。

《珍》云:益胃气。

六月六日造,名神曲者,诸神集会此日故也。

《本草》云:疗脏腑中风气,调中下气,开胃、消宿食。主霍乱,心膈气,痰逆。除烦,破癥结,及补虚,去冷气,除肠胃中塞,不下食。令人好颜色。落胎,下鬼胎。又能治小儿腹坚大如盘,胸中满。胎动不安,或腰痛抢心,下血不止。火炒以助天五之气[2]。入足阳明。

按　神曲消食,胜于麦芽。第须修造如法,炒用为善。五月五日,面五斤,象白虎;苍耳叶汁一碗,象勾陈;野蓼汁一碗,象腾蛇;青蒿汁一碗,象青龙;杏仁五两及北方河水,象玄武;赤小豆煮熟去皮四两,象朱雀。一如造曲法。署黄,悬风处,经年用。

《伤寒类要》云:伤寒饮食劳复,以曲一两,煮水饮之。

1　于:原误作"臾"。据《汤液本草》卷六"神曲"条改。

2　天五之气:在源于"河图"的生数、成数中,土居中,其数五。天五之气,即土气。

香豉

陶隐居云：出襄阳、钱塘者，香美。

气寒，味苦。阴也，无毒。

入肺经。

《珍》云：去心中懊憹烦燥。

《本草》云：主伤寒头痛、寒热。伤寒初觉头痛内热，脉洪，起一二日，便作此加减葱豉汤：葱白一虎口，豉一升，绵裹。以水三升，煎取一升，顿服取汗。若不汗，加葛根三两，水五升，煮二升，分二服。又不汗，加麻黄三两去节。

按　豉能升能散。得葱则发汗，得盐则能吐，得酒则治风，得薤则治痢，得蒜则止血，炒熟又能止汗，亦麻黄根节之义也。须如法自造为胜。大黑豆，择黑而小者，不拘多少，煮烂捞起，乘热铺在无风处，四围上下用黄荆叶紧护之。数日，取开，豆上生黄衣已遍，取出晒一日，次日温水洗过。或用紫苏叶切碎和之，烈日曝十分干，瓷器收贮，密封听用。主伤寒，时疫瘴气，恶毒寒热，燥烦满闷，及发汗解表药宜用之。

《日华子》云：主治中药毒气，疟疾骨蒸。

白扁豆

味甘，性微温，无毒。

入脾经。隐居曰：和中下气。

时珍曰：止泄痢，消暑气，暖脾胃，除湿热，止消渴。

按　扁豆甘温，与太阴相宜，故能通理三焦，化清降浊。须入药为佐使则佳。单食、多食，反能滞气。陶云"下气"，似不可解。解一切草木毒、酒毒、河豚毒。

《日华子》云：平。补五脏。叶敷蛇虫咬。

大麻子

味甘，性平，无毒。

成聊摄云：《内经》曰：脾欲缓，急食甘以缓之。麻子、杏仁之甘，缓脾而润燥。

海藏云：入足太阴经、手阳明经。汗多、胃热、便难，三者皆因燥热而亡津液，故曰脾约。约者，约束之义。《经》云：燥者润之。故仲景以麻子仁润足太阴之燥及通肠也。

《衍义》云：海东来者最胜。大如莲实，出毛罗岛。

《日华子》云：主补虚劳，逐一切风，去皮肤顽痹，下乳，止消渴。催生，治横逆产。

麻根：煮服，通石淋，逐损折瘀血。

畏牡蛎、白薇。恶白茯苓。

酒

气大热，味苦、甘、辛。有毒。

《本草》云：主行药势，杀百邪恶毒气。能行诸经不止，与附子相同。味辛者能散，味苦者能下，味甘者居中而缓也。为导引，可以通行一身之表，至极高之分。若味淡者，则利小便而速下。大海或凝，惟酒不冰。三人晨行，遇大寒，一人食粥者病，一人腹空者死，一人饮酒者安。则知其大热也。

海藏云：古人惟以麦造曲酿黍，已为辛热有毒，严戒如此。况今之酝者，加以乌头、巴豆、姜、桂之类大毒大热之药，以增其气味，益加辛热之余烈，岂不伤冲和、损精神、涸荣卫、竭天癸、夭人寿耶？

丹溪云：本草止言其热而有毒，不言其湿热。湿中发热，近于相火。大醉后振寒战栗者可见矣。又云，酒性喜升，气必随之。痰郁于上，溺涩于下。肺受贼邪，金体大燥。恣饮寒凉，其热内郁。肺气得热，必大伤耗。其始也病浅，或呕吐，或自汗，或疮疥，或鼻齄，或自泄，或心脾痛，尚可散而出也。其久也病深，或为消渴，为内疽，为肺痿，为内痔，为鼓胀，为失明，为哮喘，为劳嗽，为癫痫，为难名之病。倘非具眼，未易处治，可不谨乎！

陈藏器云：诸酒有毒。酒浆照人无影者不可饮。酒不可合乳饮之，令人气结。酒忌诸甜物。

《日华子》云：糟，治扑损瘀血，浸洗冻疮。

苦酒　一名醋　一名酰

气温，味酸，无毒。

《液》云：敛咽疮，主消痈肿，散水气，杀邪毒。

丹溪云：醋，酸浆，甘。以之调和诸药，尽可适口。若和鱼肉，其致疾以渐，人所不知。酸，收也；甘，滞也。人能远之，亦却疾之一端也。

陈藏器云：醋，治产后血晕，除坚积，破癥结，多食损筋骨。

清头目而上行，散诸邪而发表。

饴　即胶饴

海藏云：即湿饧糖也。

气温，味甘，无毒。

入足太阴经。

成聊摄云：《内经》云：脾欲缓，急食甘以缓之。胶饴、大枣之甘以缓中也。

《液》云：补虚乏，止渴，去血。以其色紫，凝如深琥珀色，谓之胶饴。色白而枯者，非胶饴，即饧糖也，不入药用。中满不宜用。呕家切忌。为足太阴经药。仲景谓呕家不可用建中汤，以甘故也。

丹溪云：饴属土，成之于火，大发湿中之热。

《衍义》云其"动脾风"，是言其末而遗其本也。

《日华子》云：胶饴益气力，消痰止嗽，并润五脏。

卷之四

潜庵居士辑

菜　部

荆芥穗

《本草》云：一名姜芥。生汉中川泽。

气温，味辛、苦。入肝经。恶驴肉、河豚。

《本草》云：辟邪毒，利血脉，通宣五脏不足气，能发汗，除劳渴。杵，和醋封毒肿。去枝梗，手搓碎，用治产后血晕如神。动渴疾。多食熏五脏神。破结气。

《经》曰：鼠瘘、瘰疬，破结聚，下瘀血，除湿痹[1]。甄权曰：口眼㖞斜，瘰痹，心虚，忘事，辟邪气。士良曰：伤寒头痛，头旋目眩，手足筋急。大明曰：消食醒酒。苏颂曰：疥疮，妇人血风。孟诜曰：产后中风。好古曰：搜肝气。时珍曰：散风热，清头目，利咽喉，消疮肿，治项强，疗诸血。

按　荆芥治风，贾相国称为再生丹，许学士谓有神圣功，戴院使命为产后要药，萧存敬呼为一捻金，陈无择隐其名为举卿古拜散。夫岂无故而得此隆誉哉！虽然，用之者亦必审其理。今人但遇风症，辄用荆、防，此流气散之相沿耳。不知风在皮里膜外者，荆芥主之，非若防风之入人骨肉也。

烧灰，止便血如神。

薄荷　又名鸡苏　龙脑

叶小如金钱者佳。

气温，味辛、苦。辛，凉。无毒。

入手太阴经、厥阴经。

《象》云：能发汗，通骨节，解劳乏。与薤相宜。新病瘥人勿多食，令虚汗出不止。去枝梗，搓碎用。

《心》云：上行之药。

产苏州者良。《唐本》曰：伤寒发汗，恶气胀满，宿食。甄权曰：通利关节，破血，止痢。大明曰：中风失音，吐痰。苏颂曰：头脑风，小儿风涎。洁古曰：

1　痹：原误作"疝"。据《证类本草》卷二十八"假苏"条引《本经》改。

去高巅风热。东垣曰：清头目，除风热。时珍曰：利咽喉，口齿，瘰疬，疥疹[1]，猫咬，蜂螫，蛇伤。

按　薄荷清轻而浮，能引诸药入荣卫以疏结滞之气。多服使人心气不足。《经验方》：治耳痛，用龙脑薄荷汁点入耳中。

干姜

陶隐居云：干姜出临海章安两三村。可晒干。

气热，味大辛。辛，大热。味薄气厚，阳中之阳也。辛温，无毒。

《象》云：治沉寒痼冷，肾中无阳，脉气欲绝。黑附子为引，用水煎二物，名姜附汤。亦治中焦有寒。水洗，慢火炮。

《心》云：发散寒邪。如多用则耗散元气。辛以散之，是壮火食气故也。须以生甘草缓之。

《本草》云：主胸满，咳逆上气，温中止血，出汗，逐风湿痹，肠澼下利，寒冷腹痛，中恶霍乱胀满，风邪诸毒，皮肤间结气，止唾血。生者尤良。主胸满，温脾燥胃，所以理中，其实主气而泄脾。

易老云：干姜能补下焦，去寒，故四逆汤用之。干姜本味辛，及见火候，稍苦，故止而不移，所以能治里寒。非若附子行而不止也。理中汤用此者，以其四顺也。

或云：干姜味辛热，人言补脾，今言泄而不言补者，何也？东垣谓"泄"之一字，非泄脾之正气也，是泄脾中寒湿之邪，故以姜辛热之剂燥之，故曰泄脾也。

《主治秘诀》云：性热，味辛，气味俱厚，半浮半沉，可升可降，阳中阴也。其用有四：通心气、助阳，一也；去脏腑沉寒，二也；发散诸经之寒气，三也；治感寒腹痛，四也。又云：辛温，纯阳。

东垣曰：生则逐寒邪而发表，炮则除胃冷而守中。多用散气，须生甘草缓之。好古曰：寒痞，目久赤。或言辛热。丹溪曰：血虚发热、产后大热者用之。止吐血、痢血，须炒黑用。时珍曰：能引血药入血，气药入气。去恶养新，有阳生阴长之意。故血虚吐衄下血者用之，乃热因热用，从治之法也。

---

1 疥疹：《本草纲目》卷十四"薄荷"条原作"疮疥，风瘙瘾疹。"

丹溪云：治血虚发热，须以补阴药同用。入肺中，利肺气；入肾中，燥下湿；入气分，引血药以生血。

按　保昇曰：久服目暗。《太清外术》曰：孕妇勿食干姜，令胎内消。此皆为平人言耳。若涉虚寒，此为要药。

《外台秘要》云：治寒疟，用干姜、高良姜等分，为末，每服一钱，水二钟，煎八分服。

炒黑存性，治产后血虚发热。吐衄下血，用之引血归经。

生姜

陶隐居云：生姜荆州出，九月采。

气温，味辛。辛而甘，微温。气味俱轻，阳也。

《象》云：主伤寒，头痛鼻塞，咳逆上气，止呕吐，治痰嗽。生与干同治。与半夏等分，治心下急痛，锉细用。

成聊摄云：姜、枣味辛、甘，固能发散，而又不特专于发散之用。以脾主为胃行其津液，姜、枣之用，专行脾之津液而和荣卫者也。

洁古云：生姜，性温，味辛甘。气味俱厚，浮而升，阳也。其用有四：制厚朴、半夏毒，一；发散风邪，二；温中去湿，三；益脾胃药之佐，四。东垣云：生姜为呕家之圣药。辛以散之，呕为气不散也。此物能行阳而散气。又云：生姜消痰下气，益脾胃，散风寒，主伤寒头痛鼻塞，通四肢关节，开五脏六腑。又云：生姜与大枣同用，调和脾胃。辛温，与芍药同用，温经散寒。

海藏云：孙真人言"生姜为呕家圣药"。或问东垣曰：生姜辛温入肺，如何是开胃口？俗指心下为胃口者，非也。咽门之下，受有形之物，系胃之系[1]，便为胃口。与肺同处，故入肺而开胃口也。又问曰：人言夜间勿食生姜，食则令人闭气，何也？曰：生姜辛温，主开发，夜则气本收敛，反食生姜开发其气，则违天道，是以不宜食。此以平人论之可也，若有病则不然也。姜屑比之干姜不热，比之生姜不润，以干生姜代干姜者，以其不僭也。

珍曰：生用发散，熟用和中。

按　生姜，辛入肺。肺气畅，一身之气皆为吾使，中焦之元气定，而脾胃

1　系胃之系：前一"系"，原作"係"，有"是、乃"之意。后一"系"，义为"联属、连缀"。

出纳之令行，邪气不能容矣。凡中风、中暑、中气、中毒、中恶、中酒、食厥、痰厥、尸厥、冷厥、霍乱、昏运，一切卒暴之病，得之立救。且开郁回阳，鬼魅不敢近。

《本草》云：秦椒为之使。杀半夏、莨菪[1]毒。恶黄芩、黄连、天鼠粪。

紫苏 双面紫者佳

味辛，性温，无毒。

入肺经。忌鲤鱼。

隐居曰：下气，除寒。大明曰：胀满霍乱转筋，开胃，止脚气，通大小肠。甄权曰：杀鱼肉毒。宗奭曰：今人朝暮食紫苏，所谓芳草致豪贵之疾者，此也。脾胃寒人多致滑泄。汪机曰：久服泄真气。时珍曰：发表宽中，消痰利肺，和血止痛，定喘，安胎。大明曰：苏子主痰嗽喘急，止吐下气，利二便，破癥结。

按　紫苏发散宜叶，行气宜梗，微有辨别，不得混[2]。

《金匮方》：治食蟹中毒，紫苏煮汁饮之。

解热郁之口臭。

白芥子

《图经》云：芥子：生河东。微炒碾碎，能通利五脏。

味辛，性温，无毒。

入肺经。

隐居曰：发汗，冷痰上气，尸气，暴风毒肿。丹溪曰：痰在皮里膜外，非白芥子不能达。时珍曰：辛能入肺，温能发散，故有利气豁痰，温中开胃之功。

按　白芥子大辛大散，中病即已。久用散真气，令人眩运损目。

久疟蒸成癖块，须此敷。除疰气、射工，亦堪研傅。

茄子

《本草》云：茄子，味甘，气寒。多食损人，动气发疮及痼疾。

---

1 莨菪：原误作"莨岩"。据《证类本草》卷八"生姜"条引《本经》改。
2 混：原作"涸"。此处同"混"。

丹溪云：茄属土，故甘而喜降，大肠易动者[1]忌之。实之裂者，烧灰以治乳裂。蒂木烧灰，以治口疮。皆甘缓火之意。

《图经》曰：茄根，治筋急拘挛疼痛，可洗冻脚疮。

干茄根，饭上蒸过，治诸毒气风温在骨节中，不能屈伸。

葱白

气温，味辛，无毒。

入手太阴经、足阳明经。

《液》云：以通上下之阳也。《活人书》：伤寒头痛如破，连须葱白汤主之。

《心》云：通阳气。辛而甘，气厚味薄，阳也。发散风邪。

《本草》云：葱实，主明目，补中不足。其茎白，平，可作汤，主伤寒寒热，出汗，中风，面目肿。伤寒骨肉痛，喉痹不通，安胎，归目，除肝邪气。安中，利五脏，益目精，杀百药毒。葱根：主伤寒头痛。葱汁：平、温，主溺血。解藜芦毒。管：吹盐入玉茎内，治小便不通。茎叶：捣烂，烙热，傅打扑损伤，冷即再易。

孟诜云：多食发气，上冲人五脏。开骨节，出汗。

《日华子》云：葱杀一切鱼肉毒。不可以同蜜食。

熨心腹急痛。功专发散，多食昏神。

蒜

味辛，气温。有小毒。

主消谷、化肉，破冷气，辟瘟疫瘴气及蛊毒、蛇虫诸毒，中暑、霍乱腹痛。久食伤肝损目，令人面无颜色。

丹溪云：大蒜属火，性热喜散，善化肉。故食肉者喜用之。多在暑月，其伤气之祸，积久自见；化肉之功，不足言也。有志于养生者，宜自思之。

治疟方：用蒜于五月五日，不拘多少，研极烂，和黄丹少许，以聚为度，丸如鸡头子大，每服一丸，新汲水面东服，至妙。

1　大肠易动者：原作"火府易动者"。《本草衍义补遗》"茄"条作"火府者也，易种者"，均欠通。今据《本草纲目》卷二十八"茄"条所引改。

韭白

气温,味辛、微酸,无毒。

《本草》云:归心。安五脏,除胃中热,利病人。可久食。子:主梦泄精,溺白。根:养发。阴物变为阳。

丹溪云:韭属金而有水与土。其性急,研取其汁,冷饮,细细呷之,以下膈中瘀血甚效。

子:止精滑、溺白。烧烟吸,齿去虫[1]。

《衍义》云:韭春食则香,夏食则臭。多食则昏神。不可与蜜同食。

《食医心镜》云:正月节食五辛,以辟疠气。蒜、葱、韭、薤、姜是也。

薤白 薤本作䪥,音械

气温,味苦、辛。无毒。

入手阳明经。

《本草》云:主金疮疮败,轻身不饥,耐老。除寒热,去水气,温中散结,利病人。诸疮中风寒水肿,以此涂之。下重者,气滞也。四逆散加此,以泄气滞。

《心》云:治泄痢下重,下焦气滞,泄滞气。

《日华子》云:薤能止久痢、冷泻。不可与牛肉同食,令人生癥瘕病。

莱菔

萧炳云:莱菔,今谓萝卜是也。宽中,利五脏恶气,制面毒。不可与地黄同食。

《衍义》云:散气用生姜,下气用莱菔。

丹溪云:莱菔根,属土而有金与水。《本草》言煮食之,大下气。往往见煮食之,多者停膈间,成溢饮病。以其甘多而辛少也。其子有推墙倒壁之功。

萝卜子

味甘、辛,气温,无毒。

1　齿去虫:《本草纲目》卷二十六"韭"条作"烟熏虫牙",供参考。

主下气消谷，去痰嗽，解面毒。水研服，吐风痰；醋研涂，消肿毒。根、叶同功。多食渗人血。

孙真人云：即昔谓莱菔子是也。久服耗荣卫，令人发早白。

瓜蒂

气寒，味苦，有毒。

《本草》云：治大水，身面四肢浮肿，下水，杀蛊毒。咳逆上气，及食诸果，病在胸腹中者，皆吐下之。去鼻中息肉，疗黄疸，鼻中出黄水。除偏头痛有神。头目有湿宜此。瓜蒂苦，以治胸中寒，与白虎同例，俱见知[1]母条下。与麝香、细辛同为使。治久不闻香臭。仲景钤方：瓜蒂一十四个，丁香一个，黍米十九粒，为末，含水搐一字，取下。

丹溪云：瓜蒂，俗呼为苦丁香。性急，损胃气。吐药不为不多，胃弱者勿用。设有当吐之证，以它药代之可也。病后、产后，尤宜深戒之。仲景有云：诸亡血虚家，不可与瓜蒂。

《衍义》云：瓜蒂，即甜瓜蒂也。不拘多少，为细末，每用二钱，腻粉一钱，和匀，量疾虚实，或以一钱、二钱，新汲水调灌之，吐中风、缠喉风，痰涎吐出即愈。

冬瓜

味甘，微寒。

丹溪云：冬瓜性急而走。久病与阴虚者忌之。《衍义》以其分散痈疽毒气，有从于走而性急也。

《千金方》云：小儿渴，捣冬瓜汁饮之。

夏月生痱，可摩。食鱼中毒，可解。

苋

《本草》云：味甘，大寒，无毒。孟诜[2]云：补气，除热。其子明目。九月霜后采之。

1　知：原误作"如"。据《汤液本草》卷六"瓜蒂"条改。
2　诜：原误作"铣"。据《证类本草》卷二十八"苋实"条引"孟诜"改。

《本草》云[1]：利大小便。然性寒滑故也。又其节叶间有水银。

丹溪云：本草分六种，而马苋在其数。然马苋自是一种，余苋皆人所种者。下血而又入血分，且善走。红苋与马齿苋同服，下胎妙。临产时煮食之，易产。

陈藏器云：忌与鳖同食。以鳖剉细，和苋放于近水湿地处，则变小鳖，可信验矣。

1　本草云：此下乃马齿苋之内容，本书混同于苋矣。

卷 之 五

潜庵居士辑

果　部

大枣

气温，味甘。气厚，阳也。无毒。

聊摄云：甘者，脾之味也。大枣之甘，益土而胜水。

东垣云：甘以补脾经不足，温以缓阴血。又云：和阴阳，调荣卫，生津液。

《液》云：主养脾气，补津液，强志。三年陈者核中仁，主腹痛恶气，卒疰忤，治心悬。《经》云：助十二经脉，治心腹邪气，和百药，通九窍，补不足气。生者多食，令人腹胀注泄。蒸熟食，补肠胃，肥中益气。中满者勿食甘。甘者令人中满。故大建中汤心下痞者，减饴、枣，与甘草同例。

生枣

味甘、辛。

多食令人多寒热。羸瘦者不可食。叶覆麻黄，能令出汗。生河东平泽。杀乌头毒。

陈皮

气温，味微苦。辛而苦，味厚，阴也。无毒。

《象》云：能益气，加青皮减半，去滞气，推陈致新。若补脾胃，不去白；若理胸中滞气，须去白。

《心》云：导胸中滞气，除客气。有白术则补脾胃，无白术则泻脾胃。然勿多用也。

《珍》云：益气利肺。有甘草则补肺，无甘草则泻肺。

《本草》云：主胸中痰热逆气，利水谷。下气，止呕、咳。除膀胱留热停水、五淋，利小便。主脾不能消谷、气冲胸中，吐逆霍乱，止泻，去寸白虫。能除痰，解酒毒。海藏治酒毒，葛根陈皮茯苓甘草生姜汤。手太阴气逆，上而不下，宜以此顺之。白檀为之使。其芳香之气，清奇之味，可以夺橙也。

《日华子》云：皮，止嗽，破癥瘕痃癖，解饮酒人口气。

同竹茹，治呃逆因热；同干姜，治呃逆因寒。

青皮

气温,味辛。苦而辛,性寒,气厚,阴也。

入手少阳经。

《象》云:主气滞,消食,破积结膈气。去穰。

《心》云:足厥阴经引经药也。有滞气则破滞气,无滞气则损真气。

《主治秘诀》云:性寒,味苦。气味俱厚,沉而降,阴也。其用有五:足厥阴、少阳之分有病则用之,一也;破坚癖,二也;散滞气,三也;去下焦湿,四也;治左肾有积气,五也。破滞、削坚积,皆治在下效。引药至厥阴之分,下食入太阴之仓。

海藏云:青皮与橘皮一种。青皮,小而未成熟者。成熟而大者,橘也。因色红,故名红皮。以藏日久者佳,故名陈皮。如枳实、枳壳一种:实则小而青色,未花未穰;壳大而黄紫色,已穰。故壳高而治胸膈,实低而治心下。与陈皮治高、青皮治低同意。洁古曰:破坚癖,走下焦,治肝气。丹溪曰:怒气郁积、小腹痛,炒黑则入血也。

按　青皮猛锐,不宜多用久用。最能发汗,人罕知之。橘皮采时色已红熟,如人至老成,则烈性渐减。收藏又复陈久,则多历梅夏,而燥气全消。温中而不燥,行气而不峻,中州胜剂也。

禹锡云:青皮醋妙,消积定痛。气短者全禁。

芡实

《本草》云:味甘,无毒。益精强志,令耳目聪明。

丹溪云:芡属土而有水。《经》云"补中"。《日华子》云[1]言"补胃",《衍义》乃言不益脾胃。恐是当时有食之过量而为病者,遂直书之,未之思尔。

干柿

《本草》云:味甘、寒,无毒。主通鼻耳气。肠澼不足。

丹溪云:柿属金而有土,阴也。有收敛之义。止血、止嗽,亦可为助。

《图经》云:凡食柿,不可与蟹同。令人腹痛大泻。

1　云:此字疑衍。

柿蒂：疗呃逆。柿霜：治劳嗽。

荔枝子

《本草》云：味甘，无毒。止渴，益人颜色。

丹溪云：荔枝子，属土而有金与木。多食发热。《衍义》谓发虚热，盖小试尔。其核属金，性燥热。又云：荔枝肉，属阳，主散无形质之滞气，故消瘤赘赤肿者用之。知之苟不明，则错用之而不应。

《衍义》云：核，慢火中烧存性，为末，酒调一枚末服，治心痛及小肠气。

安石榴

《图经》云：子味甘、酸。其酸者能止痢。

丹溪云：石榴味酸，病人须戒之。以其性涩滞而汁恋膈成痰。盖榴者，留也。

《药性论》云：石榴皮，味酸涩，无毒。能治筋骨风，腰脚重。入乌须方用。花千瓣，研吹鼻中，即止衄血。金疮未愈，和陈石灰捣敷。

梨

《本草》云：梨，味甘、微酸，寒。出宣城。

丹溪云：梨，渴者宜之。梨者，利也。流利下行之谓也。《食疗》谓产妇金疮人忌之。盖血虚也，戒之！

孟诜云：梨除客热，止心烦。

解酒病，止火嗽，消痰。

橄榄

《本草》云：味甘、酸，气温，无毒。开胃，下气，止泻。

丹溪云：味涩而生甘。醉饱后宜之。然其性热，多食能致上壅。解鱼毒。喉中鱼鲠，用此汁咽。

胡桃

《本草》云：胡桃：味甘，性平，无毒。食之令人肥健，润肌黑发。

丹溪云：胡桃属土而有火。性热。《本草》言甘平，是无热也。脱人眉，动风也，非热何伤肺乎[1]？

乳糖 即蜂蜜

《衍义》云：乳糖，川、浙最佳，其味厚。其他次之。本出西戎。味甘、寒，无毒。治心腹热胀。

丹溪云：石蜜，甘，喜入脾。其多之害，必生于脾。而西北人得之有益，东南人得之未有不病者，亦气之厚薄不同耳。虽然，东南地下多湿，宜乎其得之为害也；西北地高多燥，宜乎其得之为益也。又云：糖多食能生胃中之火，此损齿之[2]因也，非土制水，乃湿土生火热也。食枣多者，齿病龋，亦此意也。

桃仁

气温，味苦、甘，性平。苦重于甘，阴中阳也。无毒。

入手、足厥阴经。

《象》云：治大便血结、血秘、血燥。通润大便。七宣丸中专治血结，破血。以汤浸，去皮、尖，研如泥用。

《心》云：苦以泄滞血，甘以生新血。故凝血须用。又去血中之热。

《本草》云：主瘀血血闭，癥瘕邪气。杀小虫，止咳逆上气，消心下坚。除卒暴击血，通月水，止痛。

《衍义》云：老人虚秘，与柏子仁、大麻仁、松子仁等分，同研，熔白蜡和丸如桐子大，以少黄丹汤下。仲景治中焦蓄血用。

《典术》曰：桃者，五木之精也。今之作桃符着门上，厌邪气，此仙木也。

花：味苦。阴干，杀劳疰，除水肿、石淋，利大小二便。

治疟，用桃仁一百枚去皮尖，于五月五日午时，细研成膏，入黄丹三钱，丸如梧桐子大，每服三丸，当发日，面北用温酒吞下。如不饮酒，井花水服。

杏仁

气温，味甘、苦，冷利。有小毒。

---

1 非热何伤肺乎：原作"非热大肠肺也"。据《本草衍义补遗》"胡桃"条改。
2 齿之：原脱。据《本草衍义补遗》"糖"条补。

入手太阴经。

《象》云：除肺燥，治风燥在胸膈间。麸炒，去皮尖用。

《心》云：散结润燥，散肺之风及热，是以风热嗽者用之。

《本草》云：主咳逆上气雷鸣，喉痹，下气，产乳金疮，寒心贲豚，惊痫，心下烦热，风气往来，时行头痛。解肌，消心下急。杀狗毒。破气。王朝奉治伤寒气上喘冲逆者，麻黄汤内加杏仁、陈皮。若气不喘冲逆者，减杏仁、陈皮。知其能泻肺也。

东垣云：杏仁下喘，用治气也；桃仁疗狂，用治血也。桃、杏仁俱治大便秘，当以气血分之。昼则难便，行阳气也；夜则难便，行阴血也。大肠虽属庚为白肠，以昼夜言之，气血不可不分也。年虚人大便燥秘，不可过泄者，脉浮在气，杏仁、陈皮；脉沉在血，桃仁、陈皮。所以俱用陈皮者，以其手阳明病，与手太阴俱为表里也。贲门上主往来，魄门下主收闭，故王氏言肺与大肠为通道也。

《本草》云：杏仁去皮尖。得火良，恶黄芩、黄芪、葛根。解锡毒。

《本草》云：杏仁有两仁者杀人，可以毒狗。

多服使人血溢，或至委顿，或泻，或脐中出物。

乌梅

气平，味酸。酸温，阳也。无毒。

《象》云：主下气，除热烦满，安心调中，治痢，止渴。以盐为白梅，亦入除痰药，去核用。

《心》云：收肺气。

《本草》云：主肢体痛，偏枯不仁，死肌。去青黑痣，恶疾。止下痢，好唾，口干。去骨间热。又方：治一切恶疮肉出，以乌梅烧为灰，杵末傅上，恶肉立尽。仲景治吐蛔下利，乌梅丸。

孟诜云：乌梅多食损齿。

陈藏器云：去痰，治疟疾。

木瓜

隐居云：木瓜，山阴兰亭尤多。

气温，味酸。

入手、足太阴经。

《本草》云：治脚气湿痹邪气，霍乱大吐下，转筋不止。益肺而去湿，和胃而滋脾。

《衍义》云：木瓜得木之正，故入筋。以铅白霜涂之，则失酸味，受金制也。此物入肝，故益筋与血。病腰肾脚膝无力，此物不可缺也。

东垣云：气脱则能收，气滞则能和。

雷公云：调荣卫，助谷气是也。霍乱转筋时，但呼其名，及书土作木瓜字，皆愈。

叔微曰：有患项强筋急，午后发，黄昏时定，先从足起少阴之筋，自足至项筋者，肝之合。日中至黄昏，阳中之阴，肺也。自离至兑，阴旺阳弱。《灵宝毕[1]法》云：离至乾，肾气绝，肝气弱。肝肾二藏受邪，故发于此时。用木瓜去瓤、没药二两，乳香二钱半，入瓜内缚定，饭上蒸烂，研成膏，每用三钱，入地黄汁半盏，无灰酒二盏，暖化温服。好古曰：去湿和胃，滋脾益肺。

按 孟诜谓多食木瓜损齿及骨，伐肝之验也。《埤雅》云：梨百损一益，楙百益一损。《诗》曰“投我以木瓜”，取其益也。楙，木瓜别名。

《日华子》云：木瓜止吐泻，治奔豚及水肿脚气。

榧

《衍义》云：榧实，生永昌。大如橄榄，壳色紫褐而脆。其中子有一重粗黑衣。其仁黄白色，嚼久渐甘美，过食多则滑肠。

丹溪曰[2]：实属土与金，非火不可，多啖则热矣。肺家果也。引火入肺，则大肠受伤。识者宜详。其子治寸白虫。

又，五痔人常如果食之，愈。过多则滑肠。

樱桃

味甘，微热，有小毒。

《图经》云：洛中南都者，最胜。其色深红者，谓之朱樱。正黄明者，谓之蜡樱。

---

1 毕：原作“秘”，据《道藏目录详注》卷四改。

2 丹溪曰：三字原无。此下引文出自《本草衍义》“榧”条。据本书体例补。后同不注。

《本草》云：多食令人吐、鼻出血。

丹溪曰：属火而有土，性大热而发湿。《本草》调中益脾。《日华子》云"令人吐"。《衍义》发明其热，能致小儿之病。旧有热病与嗽喘，得之立病，且有死者矣。司马相如赋云"山朱樱"，即樱桃也。又《礼记》谓之含桃，可荐宗庙。又王维诗云：才是寝园春荐后，非干御苑鸟衔残。

甘李根白皮

《时习》云：根皮，大寒。主消渴，止心烦，气逆奔豚。

《药性论》云：李根皮，治脚，下气。李核仁，主踒折骨疼，女子小腹肿满，利小肠水道。

枇杷叶

《衍义》云：枇杷叶，湖[1]南、北，二川皆有之。以其形如琵琶[2]，故名之。润五脏，疗妇人产后口干。

味苦，气平，无毒。刷去毛，蜜炙用。不尔射人肺。主卒呕哕不止，不欲食。下逆气，治肺热久嗽，止渴疾。

实：味甘、酸。滋润五脏。少食止吐、止渴；多食发热、发痰。

龙眼肉

味甘，气平，无毒。肥白而绿者佳。去核用，主安神养血，补中归脾，益智强魂，令人不忘。

《本草》云：主五脏邪气。久服强魂聪明。今出闽、广。

山查

隐居云：山查，生蜀川。俗名山里红。

味甘、酸，气微温，无毒。色红肉厚者佳。去核用。主健胃消食，行结气

---

1 湖：原脱，则意思迥异。今据《本草衍义》卷十八"枇杷叶"条补。此前原文尚有"江东西"三字。

2 琵琶：原作"枇杷"。《本草衍义》同此。然既以他物喻，不当仍用此名。《本草纲目》卷三十"枇杷"条作"其叶形似琵琶"，义长，据改。

滞血，除食积痰，催疮疹，益小儿。又，妇人产后儿枕痛，浓煎汁，入砂糖服立效。

按　山查，酸胜腐，故专消油腻腥膻，与谷食不相干也。脾虚者服之，反伐生发之气。小儿乳滞不化，尤为要药，然不可过与。

东垣云：山查子，治诸痢疾，胸腹胀痞。

莲藕

味甘，性平，无毒。入脾经。忌铁。

隐居曰：止渴散血，令心欢。藏器曰：止怒，解酒。诜曰：节，能止血。

莲子：《经》曰：补中养神。大明曰：安心，止痢，腰痛，泄精。

嘉谟曰：安靖上下君相火邪。时珍曰：交心肾，厚肠胃，利耳目，除寒湿，赤白浊崩带。

莲须：味涩。清心固肾，悦颜止血。

叶蒂：主助脾涩精，安胎。治雷头风。

按　莲产于淤泥而不染，节节含藏，生生不息。根、须、花、果、叶、节、皮、心，品品皆为良药，盖神物也。禀清芳之气，得稼穑之味，为脾之果。脾者，黄宫，所以交媾水火，会合木金者也。土为元气之母，母气既和，津液相成，神乃自生。叶蒂治雷头风者，以形如仰盂，其象为震，属木化风，盖有微理。非神而明之者，难与道也。

《衍义》云：藕实就蓬中干者，宁心志，强精神。

孙真人云：莲子不去心食，令人成霍乱。

《梅师方》：治产后余血不尽，奔上冲心闷痛，以生藕汁二升饮之。

蓬中干黑者名石莲子。服之清心，黑发，开散胃中之热，止噤口痢。

藕节：同生地汁，治口鼻来红。入童便挼服，消瘀血尤宜。

荷叶汁：和健脾丸，内引生少阳经清气。

莲花蕊：入秘真丸药，固精、止梦泄灵丹。

卷 之 六

潜庵居士辑

禽　部

鸡

味甘，气微温。有五色者，黑鸡白首者，六指者，鸡死足不伸者，并不可食。

主补虚羸最要，故食治方多用之。

本属巽，为风，助肝邪。有风人不宜食。又属土而有金与木火。性补，能助湿中之火。骨热者不可食，病邪得之为有助也。

白毛、舌黑、乌骨者入药。鸡属木，而骨反黑，巽变坎也。受水木之精气，故肝肾血分之病宜之。男用雌，女用雄。妇人方科中有乌鸡丸，治妇人百病。煮鸡至烂，和药，或并骨研用之。

丹溪云：风之为病，西北气寒，为风所中，诚有之矣。东南气温而地多湿，有风病者，非风也，皆因湿生痰、痰生热、热生风也。《经》曰：亢则害，承乃制。河间云：土极似木。数千年得《经》意者，河间一人尔！《衍义》云：鸡动风者，习俗所移也。鸡属土而有金与木、火，性补，故助湿中之火病。邪得之为有助，而病反剧，非鸡而已[1]。与夫鱼肉之类，皆助病邪者也。

鸡子黄

气温，味甘。

成聊摄云：阴不足者，以甘补之。鸡子黄、阿胶之甘以补血。

海藏云：阴不足者，补之以血。若咽有疮，以鸡子一枚，去黄留白，用苦酒倾壳中，以半夏入苦酒中，取壳置刀环上，安火上熬微沸，去滓，旋旋呷之。煮熟，去白取黄五六枚，用乱发一团，铁铫中煮熬甚干，少顷发焦，乃有液出。旋取至碗中，以液尽为度。疗小儿惊热。又取涂孩子热疮，以苦参末掺之。

冠血：去乳难，疗白癜风、诸疮。又缢死心下温者，刺血滴口中。百虫入耳，滴之即出。

肠：主遗溺，小便数、不禁。

屎白：下气消积，利大小便，治蛊胀。

1　而已：此下原有"凡有血气"四字。《本草衍义补遗》"鸡"条无，当属衍，据删。

鸡子清：主烦渴，敛疮口。妇人难产，胎衣不下。又，涂眼，止目热赤痛。

鸭

味甘，冷。利小便，用青头雄鸭；治虚劳热，乌骨白鸭。

主补虚，除热，和脏腑。

头：疗病水浮肿。

白鸭屎：杀石药毒，散蓄热，解结缚，疗热毒痢，为末水调服。野者名凫。主补中益气，平胃消食，治水肿，除热毒风，杀十二种虫。身上有诸小热疮，年久不愈，但多食即瘥。

萧炳云：白鸭多食，令人发冷气。不可同鳖食。

卵：寒。去热干心胸。多食渐软其脚膝。

雀

《本草》云：雀，即小麻雀也。肉甘，无毒。

大温，无毒。壮阳益精，暖腰膝。冬月者良。妊娠忌食。

卵：主下气，男子阳痿不起，强之令热，多精有子。

脑：主耳聋，涂冻疮立愈。

头血：主雀盲鸡矇[1]。

雄雀屎：名白丁香，两头尖者是。五月取研如粉，煎甘草汤浸一宿，干用，疗目热赤痛。生弩肉、赤白膜，初胎男乳和点即消。涂痈疽立溃。

1　雀盲鸡矇：即夜盲症。

卷 之 七

潜庵居士辑

兽　部

龙骨　五色具者佳

气平，微寒。味甘，阳也。无毒。入心、肝、肾三经。

《本草》云：主心腹鬼疰，精物老魅。咳逆，泄痢脓血；女子漏下，癥瘕坚结；小儿热气惊痫。疗心腹烦满，四肢痿枯，汗出，夜卧自惊。恚怒，伏[1]气在心下，不得喘息。肠痈内疽，阴蚀。止汗，缩小便，溺血。养精神，定魂魄，安五脏。

成无己云：龙骨、牡蛎、铅丹，皆收敛神气以镇惊。凡用，烧通赤为粉。畏石膏。

《珍》云：固大肠脱。

按　龙骨，涩可去脱，故能收敛浮气，固肠镇惊。水飞，每斤用黑豆一斗蒸过，否则着人肠胃，晚年作热。夫龙者，东方之神，故骨与齿多主肝病。许叔微曰：肝藏魂，能变化，故魂游不定者，治之以龙齿。

或云有雌、雄骨。文细而广者为雌，文粗而狭者为雄。

《药性论》云：龙骨忌鱼。有小毒。

龙角：却惊退热，治小儿痰盛发搐。

虎骨

味辛，微热，无毒。入肾经。畏干漆、蜀椒、磁石。

陶隐居曰：邪气鬼疰，惊悸，恶疮鼠瘘。甄权曰：筋骨毒风挛急，走注疼痛，尸疰。时珍曰：健骨，止痢。

按　风从虎。风，木也；虎，金也。木受金制，焉得不从？故主风病。虎之强悍，皆赖于胫。所以治脚胫无力。然中药箭者，有毒损人，不可不辨。微黑者是也。

崔元亮云：虎骨去髓，以酥涂透，炙令极黄。

诜云：睛，能治疟病，辟小儿惊悸。

须：去齿疼。

1　伏：原误作"在"。据《证类本草》卷十六"龙骨"条改。

犀角

气寒，味苦、酸、咸，微寒。无毒。

《象》云：治伤寒温疫头痛，安心神，止烦乱，明目镇惊，治中风失音，小儿麸豆，风热惊痫，镑用。

《本草》云：主百毒蛊疰，邪鬼瘴气。杀钩吻、鸩羽、蛇毒。除邪，不迷惑，魇寐。疗伤寒温疫，头痛寒热，诸毒气。能治一切疮肿，破血。

《液》云：升麻代犀角，说并见升麻条下。易老疗畜血，分三部：上焦畜血，犀角地黄汤；中焦畜血，桃仁承气汤；下焦畜血，抵当汤、丸。丸，但缓于汤耳。三法的当，后之用者，无以复加。入心、胃二经。松脂、升麻为使。恶雷丸、藋菌、乌头、乌喙。忌盐。锯碎，以纸裹怀中，乘热捣之，应手如粉。

丹溪云：犀角属阳，性走散，比诸角为甚。痘疮后用此，以散余毒，俗以为常。若无余毒而血虚者，或已燥热发散者，而误用之，祸立至。人所不知也。

按　犀食百草之毒，故角能解百毒。然大寒之性，胃受之必伤，人尤所禁也。

陈藏器云：通天犀角上有一白缕，直上至端，则能通神。可破水、骇鸡。置犀于米中，鸡不敢啄。置水中，水开。此为真也。

造器者弗效，采新者方灵。鹿取茸，犀取尖，以力之精锐在是。

羚羊角

《本草》云：羚羊角，出华阴山谷及西域。

味咸，性寒，无毒。

入肺、肝、肾三经。

《经》曰：明目，辟鬼。隐居曰：惊梦狂越，伤寒时气，热在肌肤。孟诜曰：热毒痢血，疝气肿毒。甄权曰：产后恶血冲心，小儿惊痫。时珍曰：平肝，舒筋，定风，安魂，散血，下气。

按　羚羊角性寒，能透骨髓。寒为肃杀之气，宁无损人？中病即止，勿得过用。

藏器云：羚羊角有神。夜宿以角挂树，不着地。但取角弯中深锐有挂痕者即是。耳边听之，有声鸣者良。

麝香

《图经》云：麝出益州、雍州。佐香开九窍。忌大蒜。

气温，味辛，无毒。

《本草》云：主辟恶气，杀鬼精物，疗温疟，蛊毒痫痉，去三尸虫。疗诸凶邪鬼气，中恶心腹暴痛，胀急痞满，风毒。妇人产难，堕胎。

东垣云：麝香入脾，治肉病。

穿山甲

禹锡云：穿山甲，生深山谷中。今房、均等州皆有之。

味咸，气微寒，有毒。土炒黄脆用。

主邪疟，通经下乳，及痔漏、恶疮、痈肿。又酒浆调服，能发痘。

《日华子》云：穿山甲治小儿惊邪，妇人鬼魅悲泣。

牛黄

陶隐居云：牛有黄，出入鸣吼。令饥渴之，置水一盆，俟吐黄喝迫，即堕落水中。此为生黄，最佳。近出莱州、贵州。

气平，味苦，有小毒。体轻，微香。磨甲色透。置舌上，先苦后甘，清凉透心者真。

《本草》云：主惊痫寒热，热盛狂痉，逐鬼除邪。疗小儿百病，诸痫热，口噤不开，大人癫狂。又堕胎。久服令人不忘。又云：磨指甲上黄者为真。又云：定魂魄。人参为使，得牡丹、菖蒲，利耳目。恶龙骨、龙胆、地黄。畏牛膝。

东垣曰：牛黄入肝。凡中风入藏者必用，以入骨透髓，引风自出。若中府及血脉者，用之引邪入髓，如油入面，莫能出也。

牛肉：安中气，养脾胃。倒仓法：用肥嫩黄牛肉二十斤，去筋膜，长流水煮烂，去滓，滤取净汁，再熬如琥珀色。病者先断欲食淡，前一日不食晚饭，入密室，明快而不通风，取汁饮之。寒月重汤温之。病在上者，欲吐多，则急饮之；病在下者，欲利多，则缓饮之；病在上中下者，欲吐利俱多，则时缓时急。渴则自饮小便，饥则先与粥汤，次与淡稀粥。三日后，方与菜羹糜粥，调养一月，沉疴悉去。后忌牛肉十年。

按　丹溪序曰：牛，坤土也。黄，土色也。以顺德配乾健者，牡之用也。

肉者，胃之药也；液者，无形之物也。故由肠胃而透肌肤、毛窍，无不入也。积聚久而成形，迥薄曲折，可以丸散犯乎？此则踵其曲折，如洪水泛涨，陈朽顺流而下。其法得之西域，异人借补为泻，因泻为补，大有再造之功，真奇法也。

乳：养血而补虚羸。

乳饼：利十二经脉，通大小便难。

鹿茸

味甘、咸，性温，无毒。入肾经。杜仲为使。畏大黄。

《经》曰：漏下恶血，惊痫，益气强志，生齿。隐居曰：虚劳腰脊痛，便数，泄精，溺血。安胎，杀鬼。时珍曰：生精补髓，养血益阳，强筋健骨。鹿角主治相同，功力差缓。

按　鹿性淫而不衰。其角不两月，长大至一二十斤，生长神奇，无过于此。盖其性热，生生不已。气化浓密，故补肾之功，莫能与竞[1]。

《图经》云：茸形如小紫茄者为上，如马鞍形者有力。

《本草》云：鹿肾，平。主补肾气，壮元阳。

勿嗅[2]气，恐茸中有小白虫入鼻。制法：燎毛，破开，酥油炙黄褐色。

鹿角胶

味咸，气温，无毒。主血虚，生精有子。

鹿茸主治相同，功力尤捷。

阿胶

气微温，味甘、辛，无毒。甘、辛，平。味薄气厚，升也，阳也。

入手太阴经，足少阴经、厥阴经。蛤粉炒成珠用。

《象》云：主心腹痛内崩，补虚安胎，坚筋骨，和血脉，益气止痢。炮用。

《心》云：补肺金气不足，除不足，甘温补血。出东阿，得火良。

1　竞：原作"京"，不通。据文义改。

2　嗅：原作"齅"。同"嗅"，据改。

《本草》云：主心腹内崩，劳极洒洒如疟状，腰腹痛，四肢酸痛，女子下血，安胎。丈夫小腹痛，虚劳羸瘦。阴气不足，脚酸不能久立。养肝气，益肺气。肺虚极损，咳嗽唾脓血，非阿胶不补。仲景猪苓汤，用阿胶，滑以利水道。《活人书》四物汤加减例，妊娠下血者，加阿胶。

按　阿胶用黑驴皮造成。黑属水，专走肾，能制火。火退则风不生，故入足厥阴，以理风淫木旺。水盛则金有救，故入手太阴[1]经，以理火盛金衰。东阿井系济水所生，性急下趋，清而且重，所以清上逆之痰也。

《本草》云：阿胶畏大黄。

禹锡云：妇人服之，调经有子。治漏下赤白。

羊肉

东垣云：羊肉，甘，热。能补血之虚。羊肉有形之物也，能补有形肌肉之气。凡味与羊肉同者，皆可以补之，故曰"补可去弱"。人参，羊肉之属。羊肉补形也。

丹溪云：羊胫骨，治牙齿疏豁须用之。

《日华子》云：羊乳，利大肠，疗小儿惊痫疾。

犬

肉：味咸、酸，气温。主安五脏，补绝伤，轻身益气。

丹溪云：世俗言犬治虚损之病，似指阳虚而议治。殊不知人身之虚，悉是阴虚。若阳果虚，其死甚易，敏者亦难措手。夫病在可治者，皆阴虚也。

孕妇食之，令儿无声、缺唇。阴虚人食之，发热难治。同蒜食损人。

豭鼠粪

治伤寒劳复。《经》言牡鼠粪，两头尖者是。或在人家诸物中遗者。

猪肤

音孚，皮也。《礼运》疏云：肤，革外薄皮；革，肤内厚皮。语云"肤浅"，言如在皮肤不深也。

1　阴：原脱。据文义及前有"入手太阴经"补。

气寒,味甘。入足少阴经。

《液》云:猪皮,味甘,寒。猪,水畜也。其气先入肾,解少阴客热,是以猪肤解之。加白蜜以润燥除烦;白粉以益气断痢。

猪胆汁

气寒,味苦、咸,苦、寒。

《液》云:仲景白通汤加此汁,与人尿咸寒同。与热剂合,去格拒之寒。又与醋相合,内谷道中,酸苦益阴,以润燥泻便。

《本经》云:治伤寒热渴。又白猪蹄可用,杂青色者不可食,疗疾亦不可。

《心》云:与人尿同体。补肝而和阴,引置阳不被格拒。能入心而通脉。

猪肉

丹溪云:猪肉皆补气。又云:肉无补性,惟补阳尔。今之虚损者,不在于阳而在于阴。以肉补阴,犹缘木求鱼。何者?肉性热,入胃便发热。热发便生痰,痰生则气便不降,而别证作矣。久病后,须用补胃气。胃气非阴气,不足以自全,所以淡味为自养之良方也。

陶隐居云:猪肉生痰,能虚肥人,不可多食。

孟诜云:肚,主暴痢虚弱,杀劳虫,并小儿疳蛔黄瘦病。佐健脾药健脾。

卷 之 八

潜庵居士辑

虫　部

牡蛎

陶隐居云：牡蛎是百岁雕所化，以尖左顾者佳。大者为好。出广州、海南。

气微寒，味咸、平，无毒。

入足少阴经。

《珍》云：能软积气之痞。

《心》云：咸，平。熬，泄水气。

《本草》云：主伤寒寒热，温疟洒洒，惊恚怒气，除拘缓，鼠瘘，女子带下赤白。除留热在关节，荣卫虚热，往来不定，烦满。止汗，心痛气结，止渴，除老血，涩大小肠，止大小便，疗泄精，喉痹，咳嗽，心胁下痞热。能去瘰疬，一切疮肿。入足少阴。咸为软坚之剂。以柴胡引之，故能去胁下之硬；以茶引之，能消结核；以大黄引之，能除股间肿。地黄为之使，能益精收涩，止小便。本肾经之药也。久服强骨节，杀邪鬼，延年。贝母为之使。得甘草、牛膝、远志、蛇床子良。恶麻黄、吴茱萸、辛夷[1]。

《药性论》云：君主之剂。治女子崩中，止血及盗汗。除风热，定痛，治温疟。又和杜仲服，止盗汗。为末蜜丸，服三十丸，令人面光白，永不值时气。又治鬼交精出，病人虚而多热加用之。

陈士良云：牡蛎捣粉粉身，治大人小儿盗汗。和麻黄根、蛇床子、干姜为粉，粉身，去阴汗。

按　牡蛎咸、寒，入肾壮水之主，以制阳光。久服必有寒中不快之患。

鳖甲

气平，味辛，无毒。入肝经。

《本草》云：主心腹癥瘕坚积，寒热，去痞，去瘜肉，阴蚀，痔，恶肉。疗温疟，血瘕腰痛，小儿胁下坚。

《衍义》云：治劳瘦，除骨热。

按　鳖性至阴，大寒，又能破血。不可认其补，多用必伤土也。

1　夷：原作“荑”，据《证类本草》卷十二“辛夷”改，下同径改。

《衍义》云：鳖甲九肋者佳。以酽[1]醋涂，炙黄色。

姚和众云：脱肛，鳖头烧灰搽扑之。

鳖肉：怀妊妇食之，子项短。合鸡肉食，成瘕。合苋菜食，成鳖瘕。合芥子食，痰癥发。误食过喉，蓝汁可解。

龟甲　败龟板

味甘、咸，性寒，有毒。

入肾经。恶沙参、蜚蠊。去皮膜，酥炙。

《经》曰：漏下赤白，癥瘕痎疟，五痔阴蚀，小儿囟不合。隐居曰：惊恚，劳役，阴疮，资智。丹溪曰：补阴，去瘀血，止血痢，续筋骨。

时珍曰：龟、鹿皆灵而寿。龟首常藏向腹，能通任脉，故取以养阴；鹿鼻常反向尾，能通督脉，故取以养阳。物理之玄微也。

按　龟禀北方之至阴，故能补阴。《格物考》曰：天有先春之震，山多自死之龟。龟闻雷则口所含以蛰者便吐而昂首。时令尚早，无虫可食，多饿死。血肉渗入下甲，此真败龟板也。而以灼师用过者当之，误矣！阳龟壳圆板白，阴龟壳长板黄。阴人用阳，阳人用阴。丹溪曰：属金而有水，阴中阳也。大有补阴之功，而本草不言，惜哉！其补阴之力，而兼去瘀血，续筋骨，治劳倦。其能补阴者，盖龟乃阴中至阴[2]之物，禀北方之气而生，故能补阴，治阴血不足，止血利，治四肢无力。酥、酒、猪脂，皆可炙之。

《药性论》云：龟甲，畏狗胆。

萧炳云：龟甲，主风缓脚弱。

蛇蜕

《本草》云：味咸、甘，平，无毒。

《心》云：去翳膜用之，取其意也。

《日华子》云：止呕逆，小儿惊悸客忤，催生。疬疡、白癜风，煎汁敷。入药炙用。

1　酽：原作"滴"。据《本草衍义》卷十七"鳖甲"条改。酽，浓、厚也。

2　阴：原误作"阳"，义正相反。据《本草纲目》卷四十五"水龟·龟甲"条引"震亨曰"改。

《本草》云：治大人瘈疭癫疾，虫毒蛇痫，弄舌摇头。

陶云：畏磁石及酒。

蝉蜕

味甘，寒，无毒。

《心》云：治同蛇蜕。

《药性论》云：使。治小儿浑身壮热，惊痫，兼能止渴。又云：其蜕壳头上有一角，如冠状，谓之蝉花，最佳。主小儿天吊惊痫，瘈疭，夜啼，心悸。

郭璞云：治风气客皮肤，瘙痒不已。

白僵蚕

味咸、辛，平，无毒。

《本草》云：主小儿惊痫夜啼，去三虫，灭黑䵟，令人面色好。男子阴疡病，女子崩中赤白，产后余痛。灭诸疮瘢痕。生颍[1]川平泽。四月取自死者，勿令中湿。湿中有毒，不可用。

洁古云：性微温，味微辛，气味俱薄。体轻浮而升，阳也。去皮肤中风。

丹溪云：白僵蚕，属火而有土与金、木。老得金气，僵而不化。治喉痹者，取其火中清化之气以从治相火，散浊逆结滞之痰耳。

《圣惠方》云：治遍身瘾疹，焙黄色为末，用酒服之。

《小儿宫气方》云：治小儿撮口及发噤，用蜜和蚕末敷儿口内即效。

《日华子》云：治中风失音。

茧内蚕蛾：取雄者，微火炒黄，强阴益精气，敷诸疮，灭瘢，止遗精，暖肾。

缫丝汤：瓮贮，埋土内年深，消渴病宜取饮，引清气上朝口舌，降相火，下泄膀胱。因属火有金之用故也。

虾蟆

《本草》云：有毒。主破癥瘕，能杀疳虫。

丹溪云：虾蟆属土与水，性寒，味甘。南方多食之。本草明言，可不患热

1　颍：原作"颖"，无此地名。据《证类本草》卷三"黑石脂"条改。

病，由是病人喜食之。本草之意，盖是或炙、或干、或烧、或灰，和在药剂中用之，非若世人煮为羹，入盐、椒而啜其汤也。此物本湿化，大能发湿，久则湿亦化热。此因土气厚，自然生火。《衍义》谓解劳热，药之谓也，非羹之谓也。戒之！

蜣螂

气寒，味酸，有毒。

《本草》云：治小儿惊风瘛疭，腹胀寒热，大人癫疾狂易，手足端寒，支满奔豚。

《日华子》云：堕胎。治疰忤[1]，和干姜傅恶疮，出箭头。

《图经》云：心主丁疮。

《衍义》云：大小二种。一种大者为胡蜣螂，身黑光，腹翼下有小黄子，附母飞行。昼不出，夜方飞至人家户庭中，见灯光则来；一种小者，身黑暗，昼方飞出，夜不出。今当用胡蜣螂，以其小者研三十枚，以水灌牛马肠结佳。

《本草》云：大者佳。畏羊角、石膏。入药去足。

文蛤

隐居云：今出莱州、南海中。三月中旬采未烂壳。

气平，味咸，无毒。

《本草》云：主恶疮，蚀五痔。咳逆胸痹，腰痛胁急，鼠瘘大孔出血，崩中漏下。能利水，治急疳蚀口鼻，数日尽，欲死，烧灰，腊猪脂和涂之。坠痰软坚，止渴收涩，固济。蛤粉也，咸能走肾，可以胜水。文蛤尖而有紫斑。

丹溪云：蛤粉，治疝[2]气，能降能消，能软能燥。同香附末、姜汁调服，以治心痛。以蛤蜊壳火煅过，研为粉用之。不入煎剂。

丹溪云：蚌、蛤、蛳、蚬，大同而小异，属金而有水木土。《衍义》云其冷而不言其湿，多食则发痰。以其湿中有火，久则气上升而不降，因生痰。痰则生热，热则生风，何冷之有？

1　忤：原误作"杵"。据《证类本草》卷二十二"蜣螂"条引《日华子》改。

2　疝：《本草衍义补遗》"蛤粉"条原作"痰"。

鳝鱼

味甘，气温，无毒。

丹溪云：鳝鱼善补气。

《本草》云：凡鱼头有白色如连珠、至脊上者，腹中无胆、头中无腮者，并可杀人。

《唐本》注：补虚损，妇人产后淋沥。

头灰：主痢疾、消渴。

血：涂口眼歪斜。凡中其毒，食蟹解之。

鲫鱼

味甘，温、平，无毒。

丹溪云：诸鱼皆属火，惟鲫鱼属土。故能入阳明，而有调胃实肠之功。若得之多者，亦未尝不起火也。戒之！又云：诸鱼之性，无一息之停，故能动火。

禹锡云：作羹，主胃弱不下食。作脍，主久赤白痢。

蚯蚓

味咸，性大寒，无毒。

丹溪云：蚯蚓属土而有水与木。性寒，大解诸热毒，行湿病。

《衍义》云：有小毒。自死者良。

陶隐居云：治蛇瘕。白颈是其老者，取破去[1]土，盐之，日晒须臾成水。温病狂言，饮汁。

粪：敷热疮，丹毒，犬伤，用盐捣傅之。

蝼蛄

味咸，性寒，无毒。

丹溪云：蝼蛄治口疮甚效。虚人戒用，以其性急故也。

《本草》云：主产难，出肉中刺，溃痈肿，下哽噎。入药妙用。

一名土狗。治水肿分上下、左右取效。左令左肿消，右使右肿退。上消上体，下退下焦。

---

1 去：原误作"其"。据《证类本草》卷二十二"蚯蚓"条引"陶隐居云"改。

虻虫

陶隐居云：虻虫即今啖牛马血者。

气微寒，味苦、平，有毒。

《本草》云：主目中赤痛，眦伤泪出，瘀血血闭，寒热。炒，去翅足。

《日华子》云：破癥结，消积脓，堕胎。

水蛭　一名马蟥

气微寒，味咸、苦，平，有毒。

《本草》云：主逐恶血、瘀血、月闭，破血瘕积聚，无子，利水道，堕胎。炒用。畏盐。苦走血，咸胜血。仲景抵当汤用虻虫、水蛭，咸苦以泄畜血。故《经》云"有故无殒"也。虽可用之，亦不甚安。莫若四物汤加酒浸大黄各半，下之极妙。

《日华子》云：畏石灰。然极难修制。须细剉后用。微火炒令色黄乃熟。不尔入腹生子为害。

蟅虫

味咸，寒，有毒。

《本草》云：主心腹寒热洒洒，血积癥瘕，破坚下血闭。仲景主治久瘕积结，有大黄蟅虫丸。

《衍义》云：乳汁不行，研一枚，水半合，滤清汁服。勿令服药人知之。

陶隐居云：今为土鳖虫。治月水不通。畏菖蒲、皂荚、屋游。

鼠妇

气温，微寒，味酸，无毒。

《本草》云：主气癃不得小便，妇人月水闭，血瘕痫痉寒热，利水道。仲景治久疟，大鳖甲丸中使之，以其主寒热也。

《衍义》云：鼠妇，湿生虫也。

郭璞云：瓮器底生。

隐居云："妇"作"负"，多在坎中背负之。

蜘蛛

微寒。

《本草》云：主大人小儿癞疝，偏有大小，时时上下者，蜘蛛一十四个，熬焦，桂半两，研细为散，八分一匕[1]，以酒调服，日再。蜜丸亦通。

陶云：蜂螫、蜈蚣伤人，取蜘蛛置肉上，则能吸毒。又能止疟。

《圣惠方》：治瘰疬，无问有头无头，用大蜘蛛五枚，曝干，细研，酥调如面，日两度贴之。

花蛛丝网：系瘤赘可落。

蛴螬

微寒，微温，味咸，有毒。

《本草》云：主恶血血瘀，痹气，破折，血在胁下坚满痛，月闭，目中淫肤，青翳白膜。吐血，在胸中不去，及破骨踒折血结，金疮血塞，产后中寒。下乳汁。仲景治杂病方，大黄䗪虫丸中用之，以其主胁下坚满也。《续传信方》治喉痹，取虫汁点在喉中，下即喉开。

《本草》云：畏附子。其在腐柳木中者胜。

禹锡云：治心暴痛，去目翳障。

蜜

气平，微温，味甘，无毒。

《本草》云：主心腹邪气，诸惊痫痉，安五脏诸不足，益气补中，止痛解毒，除众病，和百药，养脾气，除心烦，饮食不下，止肠澼，肌[2]中疼痛，口疮，明耳目。

水火炼蜜法：金华师最恶，以锅煎炼，非古法授。此以白砂蜜一斤，大瓷碗盛，重汤煮，不住搅，文武火，汤干加水，以蜜滴水不散为度。大率一斤，炼成半斤，罐封，埋土七日，凡和丸剂，止以药末一半，入蜜舂万余杵，干糁，以

---

1 八分一匕：原脱"一匕"二字。此乃不同之计量单位，今据《金匮要略》卷中"蜘蛛散方"补。

2 肌：原误作"饥"。据《汤液本草》卷六"蜜"条引《本草》改。

布包裹，入甑蒸软，又加未尽之末。如此三次，则丸剂可以久收，不复回润。

用川蜜良，因食椒花之故。补阴丸用之，取其甘缓难化，可达下焦。熬蜜导煎，入谷道，可通大便艰难。

五灵脂 即寒号虫粪

禹锡云：据寒号虫四足、有肉翅、不能远飞，所以不入禽部。今河东有。

味甘，温，无毒。

入心、肝二经。恶人参。润泽者佳。生者行血，炒者止血。

《本草》云：主疗心腹冷气，小儿五疳，辟疫，治肠风，通利气脉，女子月闭。出北地。

《珍》曰：经水过多，赤带，一切心腹胁痛，血贯瞳子，小儿惊痫，杀虫，解毒蛇蝎蜈蚣伤。宗奭曰：入肝最速。

按 五灵脂治崩中，非止治血，乃去风之剂。风动物也，冲任经虚，被风伤袭，与荆、防治崩义同。独阴有归下之功，兼能降火，人所不知。

《图经》云：五灵脂黑如铁，内多夹沙石，先碾细，酒研[1]飞炼，扬去沙石，炒乃佳。治伤冷积聚，坚结痞满。

乌蛇

《图经》云：生商洛山。今蕲州、黄州有之。背有三棱，色黑如漆。性善，不食物，多在芦丛中嗅其花气，吸其南风，多于芦枝上得之。作伪者用他蛇熏之，但眼陷不光为异耳。真者尾细长，能穿钱百文，身长丈余为佳。

味甘。

《本草》云：主诸风瘙瘾疹，疥癣，皮肤不仁，顽痹诸风。用之炙，入丸散、浸酒、合膏。江东有黑梢蛇，能缠物至死，亦是其类。

禹锡云：治眉髭脱落。

斑猫

味辛，寒，有毒。

---

1 研：原脱，义晦，今据《证类本草》卷二十二"五灵脂"条引《图经》补。

《本草》云：主寒热，鬼疰蛊毒，鼠瘘疥癣，恶疮疽蚀，死肌。破石癥血积，伤人肌，堕胎。畏巴豆。

隐居云：豆花时取之。甲上黄黑斑[1]。去翅足，以粟米同炒。米炒焦，去米不用。治大人小儿瘰疬。

生者误服，吐泻难当。

绯帛

《液》云：主恶疮疔肿、毒肿，诸疮有根者，作膏。用帛如手大，取露蜂房、弯头棘刺、烂草节二寸许、乱发烧末[2]，主疗疮肿。又主小儿初生脐未落时，肿痛水出，烧为末，细研敷之。又，五色帛：主盗汗，拭干讫，弃五道头。仲景治坠马及一切筋骨损方中用。

1　甲上黄黑斑："甲"原误作"如"。据《证类本草》卷二十二"斑猫"条引"陶隐居云"作"甲上黄黑斑色如巴豆大者是"改。

2　烧末：此下原有"作膏"二字。据《汤液本草》卷六"绯帛"条删。

卷之九

潜庵居士辑

人　部

乳汁

味甘，气平，无毒。

主补五脏，润肠胃，令人肥白悦泽。点眼，止泪明目，疗赤痛。

宗奭曰：目得血而能视，乳汁即血也。用以点眼，岂不相宜？

按　乳性平而非冷。若冷，必能伤脾。小儿食之，当泄泻不止矣。有是理哉？特与食混进，诚能发泻。人多犯此，疑其性冷，谬哉！《服乳歌》曰："仙家酒，仙家酒，两个葫芦盛一斗。五行酿出真醍醐，不离人间处处有。丹田若是干涸时，咽下重楼润枯朽。清晨能饮一升余，返老还童天地久"。曝作粉，名乳金丹，尤佳。

服人乳，大能益心气，补脑，治消渴，治风火症。养老尤宜。每用一吸，即以指塞鼻孔，按唇贴齿而漱。乳与口津相和，然后以鼻内引上吸，使气由明堂入脑，方可徐徐咽下。凡五七吸为一度。不漱而服者，何异饮酪，止于胃肠尔。

《唐本》注：《别录》云：首生男乳汁，为养生之宝。

妇人之血，下降为月经，上升成乳汁。乳汁断，月经通，异名同类。乳即血化也。补血用地黄、当归，乃草木之流，得天地偏气。用治血病，力固有余。用补血衰，力犹未及。何如人乳频服，以类相从，如灯添油，立见光亮也。

人溺

味咸，气寒。无毒。童子者佳。

主降火甚速。诸虚痨热，久嗽上气，扑损瘀血，吐衄血晕，并宜用之。如产后温服一杯，下败血恶物，不致他病。初得头风，饮之不辍，亦多愈。久服令人反虚。气血无热，尤不可多服。此亦性寒，故治热劳方中亦用也。

《日华子》云：小便凉，止劳渴嗽，润心肺，疗血闷热狂，扑损瘀血晕绝，及蛇、犬等咬。以热尿淋患处。难产胞衣不下，即取一升，用姜、葱煎，乘热饮即下。

藏器云：溺主明目、清音，治肺痿痉病。

褚澄曰：喉有窍则咳血。喉不停物，毫发必咳。血既渗入，愈渗愈咳。饮溲便则百不一死,服寒凉则百不一生。时珍曰:小便入胃,上归于肺,下通水道,而入膀胱,乃其旧路也。故治肺病,引火下[1]行。人之精气,清者为气,浊者为血。浊之清者为津液,清之浊者为小便。便与血同类,故味咸而治诸血也。

秋石
益肺补肾,还人真元。

《日华子》云:秋石强骨髓,补精血,开心益志。

按 气有余便是火。人溺,浊阴归下窍。屈曲降之,有取坎填离之功。且得人元气,有滋补之妙。炼成秋石,去浊留清,补益之功,真是还元复命,为虚痨者第一灵丹。须阴、阳炼者,得坎、离既济之义。

人中白:降火散血,与溺同功。诸疮疳蜃尤奇。煅过用。

紫河车 一名胞衣
味甘、咸,气温,无毒。童便浸半日,酒、醋洗净,或蒸、或炙、或酒煮用。

主一切虚损颠痫,安心养血,滋阴益气,补精助元。

陈藏器云:治血气羸瘦,妇人劳损。

初产肥大者良。男觅女胎,女觅男胎。一说不必拘泥,随得俱可补人。河车虽成后天之形,实禀先天之气,入药拯济,诚夺河工。不惟病者补益,弱妇服之,亦易结孕。盖以儿孕胞内,脐系于腰,受母之荫,父精母血,相合生成。真元气之所钟,非他草木之类所可比也。

发灰 一名血余
取乱发入瓶内,泥固,煅烟尽,为末用。

主消瘀止血,有补阴之功。又吹鼻止衄。食中误吞发,绕[2]喉,取自己发灰,水调一钱服。

《参同契》云:同类易施功,非种难为巧。虽云丹法移之治病,雅有神化。

---

1 下:原误作"不"。据《本草纲目》卷五十二"人尿"条"时珍曰"改。
2 绕:原误作"烧"。据《证类本草》卷二五"乱发"条改。

予尝考古今养生家，千条万诀，莫要于"人坏人补"之一语。即《内经》"形不足者，补之以气"也。漫述数端，勿药有喜，庶医之完技云。

凡肩背、肢节、骨腕筋会之处注痛，多属痰凝气滞。不拘男女，但取神旺气长者，令以口对患处，隔绢绵进气，不呵不吹，极力弩气，使入透，觉暖至热，又易一人，以愈为度。

多病善养者，每夜令仆擦足心至极热，甚有益。三里、肾俞，皆不可缺。

肾虚腰痛，令少阴掌心摩擦，每至万余。或令进气于肾俞之穴。丹田冷者，亦摩擦而进于脐轮，其功尤烈。有痿痹疾者，偎卧患处于壮阴之怀，久之生气和浃，病气潜消。

老人尤宜与少艾偎卧。有喻千户者行此，年九十余，康健。

凡小疾有痛处，即令壮夫揩擦至热，或按之、拿之，令气血转移，其疾可却。

《唐本》注云：发灰疗转胞，小便不通。

雷公云：男子二十，颜貌红白者，取顶心发，先用苦参水浸一宿，漉出，入瓶中以火煅之。

卷 之 十 上[1]

潜庵居士辑

---

1 上：原无，然后有卷之十下，故补之以呼应。

草　部　上

人参

《本草》云：人参恶卤咸。出上党山谷为最。辽东、高丽次之。

气温，味甘，甘而微苦、寒。气味俱轻，阳也，阳中微阴。无毒。

《本草》云：主补五脏，安精神，定魂魄，止惊悸，除邪气，明目，开心益智。疗肠胃中冷，心腹鼓痛，胸胁逆满，霍乱吐逆，调中，止消渴，通血脉，破坚积，令人不忘。

成聊摄云：脾欲缓，急食甘以缓之。人参之甘，以缓脾气。

洁古云：人参治脾、肺阳气不足，及肺气喘促、短气、少气，补中缓中，泻脾肺胃中火邪，善治短气、少气。非升麻为引用，不能补上升之气。升麻一分，人参三分，可为相得。若补下焦元气，泻肾中火邪，茯苓为之使。甘草梢子生用为君，去茎中痛。或加苦楝、酒煮玄胡索为主，尤佳。《主治秘诀》云：性温，味甘。气味俱薄，浮而升，阳也。其用有三：补元气，止渴，生津液也。肺虚者用之，又能补胃。治喘嗽则勿用，短气则用之。

东垣云：人参甘温，能补肺中之气。肺气旺则四藏之气皆旺，肺主诸气故也。仲景以人参为补血者，盖血不自生，须得生阳气之药乃生，阳生则阴长，血乃旺矣。若阴虚，单补血，血无由而生，无阳故也。又云：补气须用人参。又云：安胃和中。又云：人参补元气不足而泻肺气，甘温补阳利气[1]。而脉不足者，是亡血也，人参补之。益脾气与干姜同用，补气，里虚则腹痛，此药补之，是补其不足也。又云：人参补气之药，如气短、气不调及喘者加之。

海藏云：味既甘温，调中益气，即补肺之阳、泻肺之阴也。若但言补肺而不论阴阳、寒热，何气不足，则误矣！若肺受寒邪，宜此补之；肺受火邪，不宜用也。肺为天之地，即手太阴也，为清肃之藏，贵凉而不贵热，则其象可知。若伤热则宜沙参。沙参味苦、微寒、无毒。主血积惊气，除寒热，补中益肺气，治胃痹心痛，结热邪气，头痛，皮间邪热；安五藏。人参味甘，微温，补五藏之阳也；沙参味苦，微寒，补五藏之阴也，安得不异？易老取沙参以代人参，取其苦也。苦则补阴，甘则补阳。《本经》虽云补五藏，亦须各用本藏药相佐使，

1　气：原作"止"，义不明。《汤液本草》卷四"人参"条作"气"，义长，因改。

随所引而相补一藏，岂可不知？

丹溪云：人参入手太阴经，而能补阴火，甚与其[1]芦相反。若服参一两，于内入芦一钱，则一两之参，徒虚费矣，戒之！言闻曰：王好古言人参补阳泄阴，肺热伤肺。王节斋谓参能助火，阴虚血症忌服。二说皆偏矣！参能补元阳，生阴血而泻阴火，东垣之说明矣。仲景言亡血血虚，并加人参。丹溪言虚火可补，参、耆之属。二家不察，而谓助火，谬哉！汪机曰：丹溪谓阴虚潮热、喘嗽吐血，四物加人参；肺肾受伤，咳嗽不愈，琼玉膏主之；肺肾虚极，独参膏主之。阴虚未尝不用参也。节斋私淑丹溪，而相反如此。自斯言一出，后人但遇前症，便不敢用。病家亦以此说，横之胸中，甘受苦寒，至死不悟。古今治劳，莫妙于葛可久，何尝不用人参耶！杨起曰：古人治肺寒以温肺汤，肺热以清肺汤，中满以分消汤，血虚以养荣汤，皆有人参。养正邪自除，阳旺则生阴血。庸医每谓人参不可轻用，诚哉庸也！

按　百病皆始于虚，参之补虚，独冠草木，故诸家反复辨其宜用，恐为两王氏所惑，而人不觉耳。惟外邪初炽，内积初成，产后瘀血，气壮脉实者，诚不可用。多则宣通，少反壅滞，不可不知。

李绛云：疗反胃呕吐，入药煮粥皆宜。

萧炳云：人参和细辛，密封经年不坏。

肺寒可服，肺热还伤肺。不知寒热之中，犹有虚实之别。丹溪云：虚火可补，参、术之类也。又曰：龙火反治。夫龙火者，乃空中龙雷之火，即虚火也。每当浓阴骤雨之时，火焰愈炽。太阳一照，火自消弥。可见人身虚火，无问上中下三焦之殊，但症有见于外，必非寒凉助火之药可制，务资此甘温补阳之剂，补足元阳，则火自退耳。补中有泻，泻中有补，正所谓温能除大热是也。

沙参

味甘、苦，微寒，无毒。

入肺、肝二经。恶防风，反藜芦。产华山。白而实者佳。去芦。《经》曰：血结惊气，除寒热，益肺。隐居曰：疗胸痹、心腹痛，结热邪气。安五脏，长肌肉。甄权曰：宣五脏风气，养肝气，治常欲眠，疝气。大明曰：恶疮疥癣，排脓

1　其：《本草衍义补遗》"人参"条作"藜"，藜芦亦反人参，然详文义，此处当指人参芦。

消肿毒。好古曰：补五脏之阴。时珍曰：久咳肺痿。

按　人参补阳而生阴，沙参补阴而制阳。气力甚薄，非多用不效。南方肆中，殊少真者。多选大桔梗乱之，又安望其功耶？

葛洪云：沙参主卒得诸疝，小腹及阴中相引，痛如绞，自汗出欲死。细末，酒调服方寸匕，立差。

《日华子》云：补虚，止惊，益心养肝。

黄芪

气温，味甘。纯阳。甘、微温，性平，无毒。

入手少阳经三焦、足太阳经脾、足少阴命门之剂。

《本草》云：主痈疽久败疮，排脓止痛，大风癞疾，五痔鼠瘘，补虚，小儿百病，妇人子脏风，邪气，逐五脏间恶血，补丈夫虚损，五劳羸瘦，腹痛泄痢，益气，利阴气。

洁古云：治虚劳自汗，补肺气，实皮毛，泻肺中火，脉弦自汗。善治脾胃虚弱，疮疡血脉不行，内托阴症疮疡必用之药也。《主治秘诀》云：性温，味甘，气薄味厚，可升可降，阴中阳也。其用有五：补诸虚不足，一也；益元气，二也；去肌热，三也；疮疡排脓止痛，四也；壮脾胃，五也。去诸经之痛，除虚热，止盗汗。

东垣云：补五脏诸虚不足，泻阴火。无汗则发之，有汗则止之。又云：护周身皮毛间腠理虚，及活血脉生血，乃疮家圣药也。又能补表之元气虚弱，通和阳气，泄火邪也。

海藏云：黄芪有白水芪[1]、木芪，功用皆同。惟木芪茎短而理横，折之如绵，皮黄褐色，肉内白色，谓之绵黄芪。若但坚脆、味苦者，谓之苜蓿根。世人以苜蓿根代之，颇能乱真，用者宜审。其治气虚盗汗并自汗，即皮表之药。又治皮肤痛，则表药可知。又治咯血，柔脾胃，是又为中州药也。又治伤寒尺脉不至。又补肾藏之元气，以为里药。乃是上、中、下，内、外三焦之药也。《图经》只言河东者，沁州绵上[2]是也，故谓之绵芪。味甘如蜜，兼体骨柔软。

1　白水芪：《汤液本草》卷三"黄芪"条此下还有赤水芪，该书未引。
2　只言……绵上：原作"言河东者沁者绵上"，文不通贯。今据《汤液本草》卷三"黄芪"条补正。

"别说"云：黄芪本出绵上者为良，盖以地产为绵。若以柔韧如绵为绵，而伪者亦柔韧，但当以坚脆、甘苦为别也。《衍义》云：黄芪、防风，世多相须而用。东垣云：黄芪、人参、甘草，此三味退热之圣药也。《灵枢》云：卫气者，所以温分肉而充皮肤，肥腠理而司开阖。黄芪既补三焦，实卫气，与桂同，特益气异尔。然亦在乎佐使。桂则通血脉，亦能破血而实卫气，通内而实外者欤。桂以通血言，则芪为实气也。

《日华子》云：黄芪恶龟甲、白鲜皮。大能补气，呼为药中羊肉也。

其性畏防风，而防风能制黄芪。黄芪得防风，其功愈大，盖因相畏而实相使也。

防风

《图经》云：防风生沙苑，今淮、浙州郡有之。

纯阳。性温，味甘、辛，无毒。

足阳明胃经，足太阴脾经，乃二经之行经药，太阳经本经药。

《本草》云：主大风头眩痛，恶风，风邪，目盲无所见。风行周身，骨节疼痹，烦满，胁痛胁风，头面游风[1]去来，四肢挛急，字乳、金疮内痉。去芦并钗股用。

洁古云：疗风通用。泻肺实如神。散头目中滞气，除上焦风邪。又为去湿药之使，风能胜湿故也。误服泻人上焦元气。

东垣云：防风辛、温，气味俱薄，浮而升，阳也。凡疮在胸膈已上，虽无手足太阴症，亦当用之。为能散结、去上部风。病人身体拘急者，风也。诸疮见此症者，亦须用之。若脊痛项强、不可回顾，腰似折，项似拔者，乃手足太阳症，正当用之。又云：防风能制黄芪，黄芪得防风，其功愈大。又云：防风尽治一身之痛，乃卒伍卑贱之职，听令而行，随所引而至，乃风药中之润剂也。虽与黄芪相制，乃相畏相使者也。又云：防风，身去人身半已上风邪，梢去[2]人身半已下风邪。主治诸风。

丹溪云：人之口通乎地，鼻通乎天。口以养阴，鼻以养阳。天主清，故鼻

---

1 游风：原脱，则义不明。据《汤液本草》卷三"防风"条引《本草》补。
2 去：原误作"云"。据《汤液本草》卷三"防风"条引《珍》云"改。

不受有形而受无形为多；地主浊，故口受有形而兼乎无形。昔王太后病风，不能言而脉沉，其事急，若以有形之汤药则缓不及[1]事，乃造防风及汤数斛，置于床下，气如烟雾，使口鼻皆受。其夕便得语。药力熏蒸，其效如此，善医者宜取法焉。

《本草》又云：得泽泻、藁本，疗风；得当归、芍药、阳起石、禹余粮，疗妇人子脏风。杀附子毒。恶干姜、藜芦、白敛、芫花。

《日华子》云：治三十六般风，男子一切劳。

升麻

陶隐居云：升麻旧出宁州，极坚实。今惟出益州者好。

气平，味苦、甘。微苦微寒，味薄气厚，阳中之阴也。无毒。

阳明经本经药。亦走手阳明经、太阴经。

《本草》云：主解百毒，杀百精老物殃鬼，辟瘟疫瘴气、邪气，蛊毒入口皆吐出。中恶腹痛，时气毒疠，头痛寒热，风肿诸毒，喉痛口疮。

成聊摄云：《玉函》曰：大热之气，寒以取之；甚热之气，以汗发之。麻黄、升麻之甘，以发浮热。

洁古云：升麻乃足阳明胃、足太阴脾行经药也。若补脾胃，非此为引用不能补。若得白芷、葱白之类，亦能走手阳明、太阴。非此四经，不可用也。能解肌肉间热，此手、足阳明伤风引用之药也。《主治秘诀》云：气温，味辛。气味俱薄，浮而升，阳也。其用有四：手、足阳明引经，一；升阳气于至阴之下，二；阳明经分头痛，三；去风邪在皮肤及至高之上，四也。治脾痹，非升麻梢不能除。又缓带脉之急，胃虚阳气郁遏者宜之。

好古曰：牙根浮烂，恶臭，太阳衄衊，疮家圣药。

东垣云：主发散阳明经风邪。元气不足者，用此于阴中以升其阳气上行也。又云：引葱白散手阳明之风邪，引石膏止足阳明之齿痛。

海藏云：升麻入足阳明。若初病太阳症便服升麻、葛根，发出阳明经汗，或失之过。阳明经燥，太阳经不可解，必传阳明矣。故投汤不当，非徒无益，而又害之也。朱氏云：瘀血入里，若衄血、吐血者，犀角地黄汤，乃阳明之圣

1　及：原误作"急"。据《本草衍义补遗》"防风黄芪"条引《本草》改。

药也。如无犀角，以升麻代之。升麻、犀角，性味相远不同，何以代之？盖以升麻止是引地黄及余药同入阳明经耳。初病太阳症，服升麻可乎？仲景云：太阳病，若发汗、若下、若利小便，重亡津液，胃中干燥，因而转属阳明病，其害不可胜言。仲景又云：太阳兀兀无汗者，葛根汤发之。若兀兀自汗者，表虚也，不宜用此。朱氏用葛根、升麻者，以表实无汗也。

升麻能令胃气从右而上迁，柴胡能使胃气从左而上达。

按　升麻引阳明清气上行，柴胡引厥阴清气上行，虚弱内伤之要药也。大抵老人之气降者多、升者少，秋冬之令多，春夏之令少，及虚弱之人，并宜此药。《素问》曰：阴精所奉其人寿，阳精所降其人夭。窥其奥者，洁古、东垣二人而已。

葛根

陶隐居云：葛根生汶上川谷。解巴豆、野葛、百药毒。

气平，味甘，无毒。

阳明经引经药。足阳明经行经的药。

《本草》云：主消渴，身大热，呕吐，诸痹。起阴气，解诸毒，疗伤寒中风头痛，解肌发表，出汗，开腠理，疗金疮，止痛，胁风痛。

花：主消酒。

粉：味甘，大寒。主压丹石，去烦热，利大小便，止渴。小儿热痞[1]，以葛根浸，捣汁饮之良。

《主治秘诀》云：性寒，味甘，气味俱薄，体轻上行，浮而微[2]降，阳中阴也。其用有四：止渴，一也；解酒，二也；发散表邪，三也；发散小儿疮疹难出，四也。

《衍义》云：治中热酒渴病，多食行小便，亦能使人利。甄权曰：开胃下食。大明曰：烦热发狂，止血痢，通小肠，排脓破血。藏器曰：生者堕胎，蒸熟消酒毒。洁古曰：升阳生津，脾虚作渴，非此不除。多用伤胃气。仲景治太阳阳明合病，桂枝加麻黄葛根。又有葛根芩连解肌汤，用以断太阳入阳明之路，非即

1　痞：原误作"痠"。据《证类本草》卷八"葛粉"条改。

2　微：原作"做"，文义不通。据元代徐彦纯《本草发挥》卷二"葛根"条引《主治秘诀》改。

太阳药也。头痛乃阳明中风，可用葛根葱白汤。若太阳初病，未入阳明而头痛者，不可便服以发之，是引贼入家也。东垣曰：葛根鼓舞胃气上行，治虚泻之圣药。夫风药多燥，葛根独止渴者，以其升胃家下陷，上输肺金以生木耳。

按 麻黄乃太阳经药，兼入肺经，肺主皮毛；葛根乃阳明经药，兼入脾经，脾主肌肉。发散虽同，所入迥异也。本功外散郁火。

生津止渴者，能升胃气、除胃热故也。

当归

《本草》云：当归生川蜀、陕西。色白肥大为上。畏菖蒲、海藻、牡蒙。

气温，味辛、甘而大温。气味俱轻，阳也。甘、辛，阳中微阴。无毒。

入手少阴经，足太阳经、厥阴经。

《主治秘诀》云：性温，味辛。气厚味薄，可升可降，阳中阴也。其用有三：心经本药，一也；和血，二也；治诸病夜甚，三也。治上治外，须以酒浸，可以溃坚。凡血受病须用之。眼痛不可忍者，以黄连、当归根，酒浸煎服。又云：血壅而不流则痛。当归身：辛温以散之，使气血各有所归。

东垣云：当归梢，主癥癖，破恶血，并产后恶血上冲。去诸疮疡肿结，治金疮恶血，温中、润燥、止痛。又云：当归、熟地黄、牡丹皮，此三味于诸经，和血、生血、凉血之药也。又云：血刺痛用当归，详上下用根梢。酒洗、糖黄色者，嚼之大辛，可能溃坚，治血通用。甘以和血，辛温以润内寒，苦以助心散寒。

成聊摄云：《内经》曰：脉者血之府也。诸血皆属心，通脉者，必先补心益血。苦先入于心，当归之苦以助心血。

论云：补女子诸不足，此言尽当归之用。

《本草》云：主咳逆上气，瘟疟，寒热洗洗[1]在皮肤中，妇人漏下绝子，诸恶疮疡、金疮，煮汁饮之。温中止痛，及腰痛，除客血内塞[2]，中风痓，汗不出，湿痹中恶[3]，客气，虚冷，补五脏，生肌肉。气血昏乱，服之即定。有各归气血之

---

1 洗洗：原脱一"洗"字。据《证类本草》卷八"当归"条引《本经》补。

2 除客血内塞：原作"止客血内寒"。据《证类本草》卷八"当归"条引《别录》改。

3 恶：原误作"风"。据《证类本草》卷八"当归"条引《别录》改。

功，故名当归。

雷公曰：得酒浸过良。若要破血，即使头节硬实处。若要止痛、止血，即用尾。若一时用，不如不使。

易老云：用头则破血，用尾则止血。若全用，则一破一止，则和血也。入手少阴，以其心主血也；入足太阴，以其脾裹血也；入足厥阴，以其肝藏血也。头能破血，身能养血，尾能行血。用者不分，不如不使。若全用，在参、芪，皆能补血；在牵牛、大黄，皆能破血。佐使定分，用者当知。从桂、附、茱萸则热；从大黄、芒硝则寒。诸经头痛，俱在细辛条下。惟酒蒸当归，又治头痛，以其诸头痛皆属木，故以血药主之。

《药性论》云：臣。畏生姜，恶湿面。

《经》云：当归主咳逆上气。

按　当归为血分要药，《经》何独言治咳逆上气耶？辛温而散，乃血中气药也。咳逆上气，多有阴虚、阳无所附者，用血药补阴，则血和而气亦降矣。况其微苦，原有直行之性乎？

丹溪云：气病补血，虽不中病，亦无害也。殊不知补血药无过二地、当归。若服过多，其性缠滞，每见胃气弱，不能运行，血越上窍者，用此以为凉血补血之剂，反致胸膈痞闷，饮食少进，吐泻短气，呕血，日渐危迫，此皆用血药伤其冲和胃气，安得谓无害耶？大抵血虚固不可专补其气，而气虚亦不可过补其血。在人斟酌为当也。

川芎

《本草》云：川芎生武功川谷。得细辛，疗金疮止痛；得牡蛎，疗头风吐逆。气温，味辛，纯阳。无毒。

入手、足厥阴经，少阳经本经药。

《本草》云：主中风入脑头痛，寒痹筋挛缓急，金疮，妇人血闭无子，除脑中冷动，面上游风去来，目泪出，多涕唾，忽忽如醉，诸寒冷气，心腹坚痛，中恶，卒急肿痛，胁风痛，温中除内寒。甄权曰：腰脚软弱，半身不遂，胞衣不下。大明曰：一切风，一切气，一切劳，一切血。破宿食，养心血。吐血、鼻血、溺血，脑痈发背，瘰疬瘿赘，痔瘘疮疥，长肉排脓。好古曰：搜肝气，润肝燥，补风虚。白芷为之使。畏黄连。

洁古云：补血，治血虚头疼之圣药也。治妊妇数月始动，加当归，二味各二钱，水二盏，煎至一盏，服之神效。《主治秘诀》云：性温，味辛苦。气味俱薄，浮而升，阳也。其用有四：手少阳引经，一也；诸经所痛，二也；助清阳之气，三也；去湿气在头，四也。

东垣云：头痛须用川芎。如不愈，加各引经药：太阳，羌活；阳明，白芷；少阳，柴胡；太阴，苍术；厥阴，吴茱萸；少阴，细辛。如顶巅痛，去川芎，用加藁本。又曰：芎䓖，味辛，温。纯阳。主中风入脑，头面风。

海藏云：易老言川芎上行头角，下行血海，故清神、四物，皆所用也。入手、足厥阴。《衍义》云：头面风不可缺也。然须以他药佐之。若单服既久，则走散真气。

按　《衍义》谓久服川芎，令人暴死。夫川芎肝家药也，若单服既久，则辛喜归肺。肺气偏胜，金来贼木。肝必受邪，久则偏绝，故曰暴死。使配合得宜，宁有此害哉？虞天民谓：骨蒸多汗及气弱者，决不可服。其气辛散，能泄真气而阴愈虚也。

同生地酒煎，禁崩漏不止。

生地黄

忌犯铁器，令人肾消。萝卜同食，令人发白。

气寒，味苦。阴中之阳。甘苦，大寒。无毒。

入手太阳经、少阴经之剂。

《本草》云：主妇人崩中血不止，及产后血上薄心闷绝，伤身胎动下血，胎不落，堕坠踠折，瘀血留血，衄鼻吐血，皆捣饮之。

洁古云：生地黄，性寒，味苦。凉血，补肾水真阴不足。治少阴心热在内。此药太寒，宜斟酌用之，恐损胃气。《主治秘诀》云：性寒，味苦。气薄味厚，沉而降，阴也。其用有三：凉血，一也；除皮肤燥，二也；去诸湿涩，三也。又云：阴中微阳，酒浸上行。

海藏云：手少阴、手太阳之药。故钱氏泻丙，与木通同用，以导赤也。诸经之血热，与他药相随，亦能治之。溺血便血亦治之。

崔元亮云：治一切心痛，用生地黄冷淘食之。随食多少，捣绞取汁，搜面作饼亦可。

《图经》云：欲辨精粗，初采得，以水浸。有浮者名天黄，不堪用；半沉者名人黄，为次；其沉者名地黄，最佳也。

得麦门冬，引入所补之乡。花名地髓，服可延年。

熟干地黄

味甘、苦。日干者平，火干者温。无毒。

味厚。味厚气薄，阴中阴也。

入手、足少阴经、厥阴经。

《本草》云：主折跌绝筋伤中，逐血痹，填骨髓，长肌肉。作汤，除寒热积聚，除痹。主男子五劳七伤，女子伤中，胞漏下血。破恶血，溺血。利大小肠，去胃中宿食，饱力断绝。补五脏内伤不足，通血脉，益气力，利耳目。生者尤良。得清酒、麦门冬尤良。恶[1]贝母，畏芜荑。

洁古云：熟地黄酒洗，九蒸，假酒力则微温，补血虚不足，虚损血衰之人须用。善黑须发。忌莱菔。《主治秘诀》云：性温，味苦、甘。气薄味厚，沉而降，阴也。其用有五：益肾水真阴，一也；和产后血气，二也；去腹脐急痛，三也；养阴退阳，四也；壮水之源，五也。治外、治上，以酒浸之。

东垣云：地黄，生则性大寒而凉血，熟则性微温而补肾。又云：熟地黄、当归身、牡丹皮，此三味诸经中和血、生血、凉血。

海藏云[2]：生地黄治手足心热及骨蒸热。入手、足少阴，手、足厥阴，能益肾水而凉血。其脉洪实者宜用生地黄。若脉虚者，则宜熟地黄。假火力蒸九次，故能补肾中元气。仲景制八味丸，以熟地黄为诸药之首者，天一所生之源也。汤液四物汤以治藏血之脏，亦以熟地黄为君者，癸乙同归一治也。蒸捣不可犯铁器。陈藏器云：蒸干则温补，生干则平宣[3]。

《机要》云：脐下发痛[4]者，肾经病也，非地黄不能除。补肾益阴之剂，二宜丸加当归为补髓煎。补肾滋阴之剂，更无先于此。然生地黄生血，胃气寒者服，恐妨食，宜酒炒。用熟地黄补益，痰饮多者服，恐泥膈，宜姜汁炒用。

1　恶：原误作"畏"。据《证类本草》卷六"干地黄"条改。
2　海藏云：《汤液本草》卷三"熟地黄"条此下乃"东垣云"，此处恐误引。
3　宣：此字原误在"机要"二字之前。据《汤液本草》卷三"熟地黄"条移此。
4　痛：原作"热"。据《汤液本草》卷三"熟地黄"条引"机要"作"痛"改。

萧炳云：熟、生二地，皆黑须发圣药。

同天门冬，引入所补之地。

柴胡

雷公云：柴胡，茎长软，皮赤黄。出银州银县西畔。生处多有白鹤、绿鹤，于此翔处，是柴胡香气直上云间。若有过往，闻者皆气爽。银刀削皮，切用，勿令犯火。

气平，味微苦，微寒。气味俱轻，阳也，升也，纯阳。无毒。

《本草》云：主心腹，去肠胃中结气，饮食积聚，寒热邪气，推陈致新，除伤寒心下烦热，诸痰热结实，胸中邪逆，五脏间游气，大肠停积水胀，及湿痹拘挛。亦可作浴汤。久服轻身明目益精。半夏为之使，恶皂荚。成无己云：柴胡之苦，以发表热。又云：柴胡、黄芩之苦，入心而折热。

洁古云：柴胡除虚劳烦热，解散解热，去早晨[1]潮热。此手、足少阳、厥阴四经行经药也。善除本经头痛，非他药所能止。治心下痞，胸膈中痛。能引胃气上升，以发散表热，去寒热往来。胆痹非柴胡梢不能除之。又云：胁下痛，往来寒热，及日晡发热，用柴胡。《主治秘诀》云：柴胡，味微苦，性平，微寒。气味俱轻，阳也，升也。少阳经分药。偏头痛乃少阳也，非柴胡不能除。

东垣云：柴胡泻肝火，须用黄连佐之。欲上升，则用根酒浸。欲中及下降，则生用梢。又治疮疡癖积之在左。又曰：十二经疮药中须用，以散诸经血结气聚。功用与连翘同。

海藏云：入足少阳，主东方分之气也。在经主气，在藏主血。证前行则恶热，却退则恶寒。虽气微寒，味之薄者，故能行[2]经，是主气也。若佐以三棱、广茂、巴豆之类，故能消坚积，是主血也。妇人经水，适大适断，伤寒杂病，洁古须用小柴胡主之，加以四物之类，并秦艽、牡丹皮辈，同为调经之剂。

《衍义》云：柴胡，《本经》并无一字治劳。今人治劳方中，鲜有不用者。呜呼！凡此误世多矣。尝原病劳有一种真脏虚损，复受邪热，因虚而致劳，故

1　晨：原误作"农"。据《汤液本草》卷三"柴胡"条引"象曰"改。

2　行：原作"有"，义晦。据《汤液本草》卷三"柴胡"条此作"行"，义长，因改。

曰：劳者[1]，牢也。须斟酌用之。如《经验方》中治劳热，青蒿煎丸，用柴胡正合宜耳，服之无不效。热去即须急已。若或无热而得此，则病愈甚。《日华子》又谓补五劳七伤，《药性论》亦谓治劳之羸瘦。若此等病，苟无实热，医者执[2]而用之，不亡何待？注释本草，一字亦不可忽。盖万世之后，所误无穷耳。

诸疟以柴胡为君。疮疽须用柴胡，散诸经血结气聚。

时珍曰：头痛，目赤障翳，热入血室，痘疹余热，五疳羸热，劳在肝胆，心有热者，必用柴胡。劳在脾胃有热，或阳气下陷，亦必用之。劳在肺肾者，不可用耳。然据东垣之言，无不可用者。但要精思病源，加减佐使。寇氏不分经络有热无热，乃谓柴胡概不治劳，殊非通论。

按　柴胡乃疏肝要剂。孙琳谓皮肤、脏腑、骨髓皆热，非银柴胡莫可治者。后世读《衍义》数言，遂轻废置，毋乃侏儒观场，随众喧喝乎？

《衍义》云：张仲景治寒热往来似疟，必用柴胡主之。有大小柴胡二汤，为最要之药。

细辛

陶隐居云：今用东阳临海者，形段乃好，而辛烈不及华阴、高丽者。用则去其头节。人患口臭者，含之多效。最能除痰明目。忌狸肉。

气温，味大辛。纯阳。性温，气厚于味，阳也。无毒。

少阴经药。手少阴经之药。

《本草》云：主咳逆，头痛脑动，百节拘挛，风湿痹痛，死肌，温中下气，破痰，利水道，开胸中，除喉痹，齆鼻，风痫癫疾，下乳结，汗不出，血不行，安五脏，益肝胆，通精气。久服明目，利九窍。治恶风头风，止眼风泪下，除齿痛，治头面痛不可缺者也。

成聊摄云：细辛、附子之辛，以温少阴之经。

洁古云：治少阴经头痛如神。当少用之。独活为之使。《主治秘诀》云：性温，味辛，气厚于味，轻清上浮而升，阳中阴也。止诸阳头痛，诸风通用。辛热，温少阴之经，散水寒，治内寒。

1 者：原作"中"。据《本草衍义》卷七"柴胡"条改。
2 执：原作"取"。据《本草衍义》卷七"柴胡"条改。

东垣云：细辛味大辛，纯阳。主手少阴经头痛。又云：去风头痛及皮肤风热。

海藏云：东垣言细辛治邪在里之表，故仲景少阴症用麻黄附子细辛汤也。易老云：治少阴苦头痛。太阳则羌活，少阴则细辛，阳明则白芷，太阴则苍术，厥阴则川芎、吴茱萸，少阳则柴胡。用者随经，不可差也。细辛香味俱细而缓，故治少阴，与独活颇相类。

《本草》又云：曾青、枣根为之使。得当归、芍药、白芷、川芎、牡丹、藁本、甘草，共疗妇人。得决明、鲤鱼胆汁、青羊肝，共疗目痛。恶狼毒、山茱萸、黄芪，畏硝石、滑石。反藜芦。

疗妇人血闭神方。得决明、鱼胆、羊肝，止风泪目疼。

劫剂。

羌活

陶隐居云：羌活多节，软润，气息极猛烈。出益州北部。

气微温，味苦、甘、平。苦、辛，气味俱轻，阳也。无毒。

足太阳经、厥阴经药。太阳经本经药也。

味辛、苦，无毒。治贼风多痒，血癞，手足不遂，口面㖞斜，遍身瘭痹，治一切风，赤目疼痛。

洁古云：羌活，治肢节疼痛，手足太阳本经风药也。加川芎，治足太阳、少阴头痛，透关利节，又治风湿。《主治秘诀》云：性温，味辛。气味俱薄，浮而升，阳也。其用有五：手足太阳引经，一；风湿相兼，二；去肢节痛，三；除痈疽败血，四；治风湿头痛，五也。

东垣云：羌活、独活、防风，此三味治手足太阳症，脊痛项强，不可回顾，腰似折，项似拔者。

海藏云：羌活，君药也。非无为之主[1]，乃拨乱反正之主也。故大无不通，小无不入。关节痛非此不治。太阳经头痛、肢节痛，一身尽痛，非羌活不能除。足太阳、足厥阴、足少阴药也。与独活不分二种。后人用羌活，多用鞭节者；用独活，多用鬼眼者。羌活则气雄，独活则香细。故气雄者入太阳，香

1　主：原误作"二"。据《汤液本草》卷三"羌活"条引"液云"改。

细者入少阴也。钱氏泻青丸用此者,壬乙同妇一治也。或问治头痛者何?答曰:巨阳从头走足,惟厥阴与督脉会于巅,逆而上行,诸阳不得下,故令头痛也。足太阳、厥阴之药也。

独活

气味与羌活同。无毒。气厚味薄,升也。苦、辛。

足少阴肾经行经之药。

《本草》云:主风寒所击,金疮止痛,贲豚痫痉,女子疝瘕,疗诸贼风,百节痛风,无久新者。

《液》云:独活细而低,治足少阴伏风,而不治太阳。故两足寒湿痹,不能动止,非此不能除。

《象》云:若与细辛同用,治少阴经头痛。一名独摇草。得风不摇,无风自摇。去皮净用。《秘诀》云:性温,味苦。气厚味薄,沉而升,阴中阳也。治风须用,及能燥湿。《经》云:风能胜湿。头晕目眩,非此不能除。时珍曰:独活、羌活,乃一类二种。中国者为独活,西羌者为羌活。以为二物,非矣。但羌活紫色气雄,可理游风;独活黄色气细,可理伏风。

《唐本》注云:疗风用独活,兼水用羌活。

白术

陶隐居云:今白术生杭越、宣州者佳。

气温,味甘。苦而甘温。味厚气薄,阴中阳也。无毒。

入手太阳、少阴经。足阳明、太阴、少阴、厥阴四经。

丹溪云:白术有汗则止,无汗则发。与黄芪同功。味亦有辛,大能消虚痰也。

成聊摄云:脾恶湿。甘先入脾,茯苓、白术之甘,以益脾逐水。

洁古云:白术除湿益燥,和中益气,利腰脐间血,除胃中热。《主治秘诀》云:气温,味甘、微苦。气味俱薄,浮而升,阳也。其用有九:温中,一;去脾胃湿,二;除脾胃热,三;强脾胃、进饮食,四;和脾胃以生津液,五;主肌热,六;治四肢困倦,目不欲开,怠惰嗜卧,不思饮食,七;止渴,八;安胎,九也。

又云:脾胃受热湿,沉困无力,怠惰嗜卧,并去痰,须用白术。饮水多,因致伤脾,须用白术、茯苓、猪苓;水泻,须用白术、茯苓、芍药。又云:非白术不能去湿。

东垣云:白术味苦而甘,性温,味厚气薄,阳中阴也。去诸经中湿而理脾胃。洁古云:温中去湿,除热强胃。苍术亦同,但味颇厚耳,下行则用之。甘温补阳,益脾逐水。寒淫所胜,甘以缓脾生津去湿,渴者用之。又云:白术佐黄芩以安胎,君枳实以消痞。

海藏云:《本草》本条下无苍与白之名,近代多用白术治脾间风,止汗消痞,补胃补中,利腰脐间血,利水道。上而皮毛,中而心胸,下而腰脐之间。在气主气,在血主血。入手太阳、足阳明、手少阴、足太阴、足厥阴。洁古云:非白术不能去湿,非枳实不能消痞。除湿利水,如何是益津液?汪机曰:脾恶湿,湿胜则气不得施化。津何由生?故膀胱者,州都之官,津液藏焉,气化则能出焉。用白术以除湿,则气得周流而津生矣。

《药性论》云:白术忌桃、李、雀肉、菘菜、青鱼。

《日华子》云:止反胃呕逆,痃癖气块,山岚瘴气。

用东壁陈土炒者,窃东方生气以补脾。

奔豚恐其闭气,痈疽恶其生脓。哮喘误服,壅窒不已。

苍术

《图经》云:苍术出汉中南郑,今茅山者为佳。

气温,味甘。

入足阳明、太阴经。

《象》云:主治同白术。若除上湿,发汗功最大。若补中焦,除湿,力小于白术也。

《衍义》云:其长大如大拇指,肥实,皮色褐,气味辛烈。须米泔浸洗,再换泔浸二日,去上粗皮。

东垣云:入足阳明、太阴。能建胃安脾。

本草不言苍、白。其苍术别有雄壮上行之气,能除湿,下安太阴,使邪气不内传于太阴也。以其经泔浸、火炒,故能发汗。与白术止汗特异。用者不可以此代彼。盖苍、白有止、发之异也。

丹溪云:苍术治上中下湿痰,俱可用之。

《抱朴子内篇》曰：南阳文氏，值乱逃壶山中，饥困欲死。有一人教之食术，遂不饥。数十年乃还乡里，颜色更少，气力转胜。故术亦名山精。《农药经》云：必欲长生，常服山精。正术之谓欤！

《圣惠方》：治雀目，不计时月，用苍术二两为末，每用一钱，以青羊肝一个，用竹刀挑破，擦药在内，麻绳缠定，以粟米泔水一大碗煮熟，先熏眼，热气尽，即吃之，妙。

甘草

陶隐居云：河西上郡不复通市。今出蜀、汉中，悉从汶上诸夷中来。坚实、紫黄色者是枹罕[1]地者，最佳。

气平，味甘。阳也。无毒。

入足厥阴经、太阴经、少阴经。

《象》云：生用大泻热火，炙之则温，能补上焦、中焦、下焦元气。和诸药，相协而不争。性缓，善解诸急，故名国老。去皮用。甘草梢子生用为君，去茎中痛，或加苦楝、酒煮玄胡索为主，尤妙。

《心》云：热药用之缓其热，寒药用之缓其寒。《经》曰：甘以缓之。阳不足，补之以甘。中满禁用。寒热皆用，调和药性，使不相悖。炙之散表寒，除邪热，去咽痛，除热，缓正气，缓阴血，润肺。

《珍》云：养血补胃。梢子：去肾中之痛。胸中积热，非梢子不能除。节：消肿导毒。

《本草》云：主五脏六腑寒热邪气，坚筋骨，长肌肉，倍力。金疮尰，解毒，温中下气，烦满短气，伤脏咳嗽，止渴，通经脉，利血气，解百药毒。为九土之精。

《药性论》云：君。忌猪肉。

《内经》曰：脾欲缓，急食甘以缓之。甘以补脾，能缓之也。故汤液用此以建中。又曰：甘者令人中满。又曰：中满者勿食甘。则知非中满之药也。甘入脾，归其所喜故也。或问：附子理中汤、调胃承气汤，皆用甘草者，如何是调和之意？曰：附子理中用甘草者，恐其大僭也。调胃承气用甘草者，恐其速

1　枹罕：原误作"抱罕"，无此地名。枹罕在今甘肃临夏县。

下也。二药用之，非调和也，皆缓之也。小柴胡汤用柴胡、黄芩之寒，入参、半夏之温，其中用甘草者，即有调和之意。风髓丹用甘草者，缓肾湿而生元气，亦甘补之意也。《经》曰：以甘补之，以甘缓之，以甘泻之。

《本草》云：治七十二种石毒，一千二百般草木毒，调和诸药有功，故名国老。虽非君而为君所宗，所以安和草石而解诸毒也。于此可见调和之意者。夫五味之用，苦直行而泻，辛横行而散，酸束而收敛，咸止而软坚，甘上行而发。如何《本草》言下气？盖甘之味，有升降浮沉，可上可下，可内可外，有和有缓，有补有泻，居中之道尽矣。入足太阴、足厥阴、足少阴三经，能治肺痿之脓血。若作吐剂，能消五发之痈疽。每用甘草二两，水三碗，慢火熬至半碗，去滓服之，消疮肿，与黄芪同功。黄芪亦能消诸肿痈疽，修治之法与甘草同。

丹溪云：生甘草大缓诸火邪，下焦药宜少用，恐太缓不能直达。

《本草》又云：术、干漆、苦参为之使。恶远志。反大戟、芫花、甘遂、海藻四物。夫甘草与大戟、芫花、甘遂、海藻相反，而仲景十枣汤治水肿痰癖，东垣溃坚汤治项下结核，丹溪莲心散治瘰疬，并皆有犯，乃不为害，何也？因病势已拙，非翻江倒海之药，不能拨乱反正。犹人参与藜芦相反，古方用以吐顽痰同义。此相反之中，自有相成之妙。必深于医者，始足以语此。

好古云：谓不满而用炙草，为之补；满而用生草，为之泻。能引诸药，直至满所。《经》曰"以甘泻之"是也，人所不知。头，入吐药有功。梢，达肾清相火。赵戬峰用以代黄柏、知母甚妙。

雷公云：凡使，去头尾三寸许，酒浸炙，去皮。

《外台秘要》云：救急消瘦，甘草三两炙，每日以小便煮三四沸，顿服之良。

麻黄

《图经》云：麻黄生晋地及河东，以荥阳、中牟者为佳。

气温，味苦，甘而苦，气味俱薄，阳也，升也。甘、热，纯阳。无毒。

手太阴之剂。入足太阳经。走手少阴经、阳明经药。

《本草》云：主中风伤寒头痛，温疟，发表出汗，去邪热气。止厥逆上气，除寒热，破癥坚积聚。

《本草》又云：厚朴为之使。恶辛夷、石韦。去节煮三二沸，去上沫，否则令人心烦闷。

洁古云：麻黄发太阳、少阴经汗，入手太阴。《主治秘诀》云：性温，味甘、辛。气味俱薄，轻清而浮，升，阳也。其用有四：去寒邪，一也；肺经本药，二也；发散风寒，三也；去皮肤寒湿及风，四也；泄卫中实，去荣中寒。又云：麻黄，苦为在地之阴，阴当下血，何谓发汗而升上？《经》云：味之薄者，乃阴中之阳。所以麻黄发汗而升上，亦不离乎阴之体，故入手太阴也。

东垣云：去表上之寒邪，甘缓热，去节用，以解少阴经之寒，散表寒，散烦热。又云：麻黄主中风伤寒头痛，发表出汗，通九窍，开毛孔，治咳逆上气。

海藏云：麻黄入足太阳、手太阴，能泄卫实而发汗，及伤寒无汗咳嗽。夫麻黄治卫实之药，桂枝治卫虚之药。桂枝、麻黄，虽为太阴经药，其实荣卫药也。以其在太阳地分，故曰太阳也。太阳病者，即荣卫。肺主卫，心主荣。卫为气，荣为血。乃肺、心所主，故麻黄为手太阴之剂，桂枝为手少阴之剂。故伤寒伤风而咳者，用麻黄、桂枝，即汤液之源也。

按　麻黄轻可去实，为发散第一药。惟在表真有寒邪者宜之。或无寒邪，或寒邪在里，或饮食劳倦，或阴虚困惫，或伤风有汗等症，虽发热恶寒，其不头疼身疼而拘急，六脉不浮紧者，皆不可用。虽可汗之症，亦不宜多服。汗乃心之液，若不可汗而汗，与可汗而过汗，则心血为之动矣。或亡阳，或血溢，而成大患，可不畏哉！丹溪以麻黄、人参同用，良有深心。

禹锡云：麻黄散遍身毒风，皮肉不仁，温疟瘟疫。根节能止汗。

白芷

《本草》云：白芷生河东川谷。

气温，味大辛。纯阳，无毒。气味俱轻，阳也。

阳明经引经药。手阳明经本经药。行足阳明经，于升麻汤四味内加之。

《本草》云：主女子漏下赤白，血闭，阴肿寒热，风头[1]侵目泪出，长肌肤，润泽，可作面脂。疗风邪，久渴吐呕，两胁满，风痛头眩目痒。

《日华子》云：补胎漏滑落，破宿血，补新血，乳痈发背，一切疮疥，排脓止血生肌，去面野疵瘢，明目。其气芳香，治正阳阳明头痛。与辛夷、细辛同用，治鼻病。内托用此长肌肉，则阳明可知矣。又云：当归为之使。恶旋覆花。

1　风头：此下原衍"风"字。据《证类本草》卷八"白芷"条删。

东垣云：白芷味辛，纯阳。治风邪，止渴、呕吐，头风侵目泪出，头眩目痒。治目赤弩肉，排脓，治疮痍疥癣，长肌肉，散阳明经之风。又云：通行手、足阳明经。又为手太阴之引经。

《主治秘诀》云：性温，味辛。气味俱轻，阳也。阳明行经之药。治阳明经头痛在额，及治风通用。去肺经风热，头面皮肤燥痒。其色白，味辛，行手阳明庚金。性温，气厚，行足阳明戊土。芳香上达，入手太阴辛金。肺者庚之弟，戊之子也。故所主之病，不离三经。

按　白芷，燥能耗血，散能损气。中病即止，不宜久用。

芍药

气微寒，味酸而苦。气薄味厚，阴也，降也。阴中之阳。有小毒。

入手、足太阳经。

《本草》云：主邪气腹痛，除血痹，破坚积，寒热疝瘕，止痛，利小便，益气，通顺血脉，缓中，散恶血，逐贼血，去水气，利膀胱。没药、乌药、雷丸为之使。

《本草》又云：恶石斛、芒硝。畏硝石、鳖甲、小蓟。反藜芦。

成聊摄云：芍药白补而赤泻，白补而赤散也。又云：芍药之酸，收敛津液而益荣。又云：正气虚弱，收而行之，芍药之酸，以收正气。又云：酸收也，泄也。芍药之酸，收阴气而泄邪气。又云：肺燥气热，以酸收之，以甘缓之。芍药之酸，以收逆气。

洁古云：白芍药，补中焦之药。炙甘草为辅，治腹中痛。如夏月腹痛，少加黄芩；恶热而痛，加黄檗；若恶寒腹痛，加肉桂一分，白芍药二分，炙甘草一分半。此仲景神品药也。如寒月大寒腹痛，加桂一钱半，水二盏，煎一盏服。《主治秘诀》云：性寒，味酸。气厚味薄，升而微降，阳中阴也。其用有六：安脾经，一也；治腹痛，二也；收胃气，三也；止泻痢，四也；和血脉，五也；固腠理，六也。白补赤散，泻肝补脾。酒浸引经，止中部腹痛。去皮用。

东垣云：芍药味酸而苦，微寒，气薄味厚，阴也，降也。收脾经之阴气，能除腹痛，酸以收之，扶阳而收阴气，泄邪气，扶阴。与枣、生姜同用，以温经散湿，通塞，利腹中痛。谓气不通，肺燥气热，酸收甘缓，下利必用之药也。《经》

云肺欲收，以白芍药之酸收之。

海藏云：《衍义》言芍药全用根，其品亦多。须用花红而单叶、山中者为佳。花叶多则根虚。然其根亦多赤色，其味涩。若有色白粗肥者益好，余如经。然血虚寒人，禁此一物。古人有言：减芍药以避中寒。诚不可忽。今见花赤者为赤芍药，花白者为白芍药。俗云白补而赤泻。东垣云：但涩者为上[1]。或问[2]：古今方论以涩为收，今《本经》言"利小便"，何谓也？东垣曰：芍药能停诸湿而益津液，使小便自行，非通利之也。又肾主大小二便，以此益阴滋湿，故小便通也。又问：缓中何谓？曰：损其肝者，缓其中，即调血也。又问：当用何药？曰：当用四物汤。其内有芍药故也。赤者利小便、下气；白者止痛散血。入手、足太阴。大抵酸涩者，为收敛停湿之剂，故主手、足太阴。收降之体，又能至[3]血海而入九地之下，复至厥阴也。后人用赤泻白补者，以其色在西方，故补；在南方，故泻也。

丹溪云：白芍药酒浸炒，与白术同用则补脾，与川芎同用补肝，与人参、白术同用，则补气。治腹中痛，下利者必炒，后重者不炒。惟治血虚腹痛，诸腹痛皆不可。治产后勿用，以酸寒伐生生之气也。

按　芍药平肝木以培血海，盖损其肝者缓其中，非本功有补也。产后禁用，岂非泻肝之故耶？议补虚者审之！

《日华子》云：白芍治女子一切病，并胎前产后诸疾。通月水，退热除烦，血晕头痛，肠风泻血。海盐、杭越者俱好。

木通

气平，味甘。甘而淡，性平味薄，阳也。无毒。

《本草》云：除脾胃寒热。入心胞络、小肠、膀胱三经。色白而细者佳。《经》曰"通九窍，去恶虫"。隐居曰：脾疸，心烦，哕出音声[4]，治聋，散肿，堕胎。甄权曰：治五淋，利小便，开关格，治多睡。大明曰：排脓破血，止痛催生，通经下乳。东垣曰：利小便，与琥珀同功。泻小肠，无它药可比。甘淡能助西方

1　上：原误作"土"。据《汤液本草》卷三"芍药"条引"东垣云"改。

2　问：原误作"门"。据《汤液本草》卷三"芍药"条引"东垣云"改。

3　至：原作"治"。据《汤液本草》卷三"芍药"条引"东垣云"改。

4　哕出音声：原仅"出音"二字。据《证类本草》卷八"通草"条引《别录》补正。

秋气下降，专泻气滞。肺受热邪，气化之源绝，则寒水断流，宜此治之。时珍曰：泄火则肺不受邪，能通水道则湿热皆去。导赤散用之，亦泻南补北、扶西抑东之意。

按 君火为邪，宜用木通；相火为邪，宜用泽泻。利水虽同，用各有别。

《赋》云：木通泻小肠火积而不散，利小便热闭而不通。

灯心草

洁古云：气平，味甘。通阴窍涩不利，利小便，除水肿、癃闭、五淋。《主治秘诀》云：辛、甘，阳也。泻肺，灯心属土，火烧为灰，取少许吹喉中，治急喉痹甚捷。小儿夜啼，亦用灯心烧灰，涂乳上与吃。

灯心治诸虫入耳，挑不出，以灯心浸油，钓出虫。

人家点灯，俱煮过者。须求生者入药为妙。罐藏冰片，多加灯草，分两不耗。

藁本

《图经》云：藁本，今西川、兖州、杭州有之。叶似白芷香。畏青葙子。治一百六十种恶风。

气温，味大辛。苦、微温，气厚味薄，阳也，升也。纯阳。无毒。

太阳经本经药。引诸药上至巅顶。

《本草》云：主妇人疝瘕，阴中寒、肿痛，腹中急。除风头痛，长肌肤，悦颜色，辟雾露，润泽，疗风邪殚曳，金疮。作沐药、面脂。实，主流风四肢。恶䕡茹。

《象》云：太阳经风药。治寒邪结郁于本经。治头痛脑痛，大寒犯脑，令人脑痛，齿亦痛。

《心》云：专治太阳头痛。其气雄壮。《主治秘诀》云：味苦，性微温。气厚味薄而升，阳也。太阳头痛必用之药。足太阳本经药也。顶巅痛，非此不能除。

东垣云：通行手、足太阳经，治风通用。又云：治头面及遍身皮肤风湿。

海藏云：此与木香同治雾露之气，与白芷同作面脂药。仲景云：清明以前，立秋以后，凡中雾露之气，皆为伤寒。又云：清邪中于上焦，皆雾露之气，神术白术汤内加木香、藁本,择其可而用之。此既治风,又治湿,亦各从其类也。

陶隐居云:近以芎䓖。根须乱藁本,大失真。

桔梗

陶隐居云:桔梗,近道处处有之。叶名隐忍。

气微温,味辛苦,阳中之阳。味厚气轻,阳中之阴也。有小毒。

入足少阴经,入手太阴脉经药。

《心》云:利嗌咽胸膈之气,以其色白,故属肺。辛、甘,微温,治寒呕。若咽中痛,桔梗散之也。

《本草》云:主胸胁痛如刀刺,腹满,肠鸣幽幽,惊恐悸气。利五脏肠胃,补血气,除寒热风痹,温中消谷。疗咽喉痛,下蛊毒。

《本草》又云:节皮为之使。得牡蛎、远志,疗恚怒。得硝石、石膏,疗伤寒。畏白及、龙眼、龙胆。

《主治秘诀》云:味辛、苦,微温。味厚气薄,阳中阴也。肺经之引药。辛苦微温,乃散寒呕。若咽中痛,非此不能除。阳中之阳,谓之舟楫。诸药中有此一味,不能下沉。治鼻塞,去芦,米泔浸一宿,焙干用。

东垣云:桔梗性凉,味甘苦,味厚气薄,浮而升,阳也。其用有五:利胸膈咽喉气壅及痛,一也;破滞气及积块,二也;肺部风热,三也;清利头目,四也;利窍,五也。

海藏云:入手太阴、足少阳经。易老言:桔梗与国老并行,同为舟楫之剂。如用将军苦泻峻下之药,欲引至胸中至高之分,成功非此辛甘不居。譬如铁石入江,非舟楫不载,故用辛甘之剂以升之也。《衍义》云:治肺热气奔促,咳逆,肺痈排脓。干咳乃痰火郁在肺中,痢疾腹痛乃肺金之气郁在大肠,均宜桔梗开之。此药能开提气血,故郁症中宜用也。

《集验方》云:桔梗治肺痈圣药。

牡丹皮

萧炳云:今出台州者佳。白补、赤利。

气寒,味苦、辛。阴中微阳。辛苦,微寒,无毒。

手厥阴经,足少阴经。

《象》云：治肠胃[1]积血，及衄血、吐血必用之药。

《珍》云：凉骨蒸。

《本草》云：主寒热，中风，瘛疭痉，惊痫邪气，除癥坚瘀血留舍肠胃。安五脏，疗痈疮，除时气头痛客热，五劳之气，腰痛，风噤，癫疾。

易老云：治神志不足。神不足者手少阴[2]，志不足者足少阴。故仲景八味丸用之。牡丹乃天地之精，群花之首，叶为阳，发生；花为阴，成实；丹为赤，即火。故能泻阴中之火。牡丹皮：手厥阴、足少阴，治无汗骨蒸；地骨皮：足少阴、手少阳，治有汗骨蒸也。

时珍曰：和血、生血、凉血，古方惟以此治相火，故肾气丸用之。后人专用黄柏，不知丹皮之功更胜也。千载秘奥，人所不知。

按　丹皮清火开郁，则阴血既不受火燥，又不患阻滞。推陈致新，有殊功矣。

《日华子》云：牡丹皮，忌蒜。畏菟丝子。

除结气，破瘀血，通经脉，下胞胎。调产后冷热血气攻作，补心肾而消肿痛。

黄连

《药性论》云：黄连出宣州者绝佳。恶白僵蚕、冷水。忌猪肉。杀小儿疳虫，点赤眼昏痛。镇肝，去热毒疮痍。

《唐本》注云：江东者节如连珠，疗痢大善。

气寒，味苦。味厚气薄，阴中阳也，升也。无毒。

入手少阴经。

《本草》云：主热气目痛，眦伤泣出，明目；肠澼[3]腹痛下痢，妇人阴中肿痛，五脏冷热，久下泄澼脓血，止消渴，大惊，除水利[4]骨，调胃厚肠，益胆，疗口疮。久服令人不忘。酒炒则上行，姜汁炒，辛散冲热有功。

《本草》又云：龙骨、理石、黄芩为之使。恶菊花、芫花、玄参、白鲜皮。畏

1　胃：原阙。据《汤液本草》卷五"牡丹皮"条补。

2　阴：原作"阳"，手少阳乃三焦经，手少阴乃心经。《汤液本草》卷五"牡丹皮"条作"阴"，义长。据改。

3　澼：原误作"癖"。据《证类本草》卷七"黄连"条改。后同不注。

4　利：原误作"痢"。据《证类本草》卷七"黄连"条改。

款冬花，胜乌头，解巴豆毒。

成聊摄云：苦入心，寒除热。大黄、黄连之苦，以导泻心下之虚热。又云：上热者，泄之以苦。黄连之苦以降阳。又云：蛔得甘则动，得苦则安。黄连、黄蘗之苦以安蛔。

洁古云：泻心火，除脾胃中湿热，治烦燥恶心，郁热在中焦，兀兀欲吐。味苦，气味俱厚，可升可降，阴中阳也。其用有五：泻心热，一也；去中焦火，二也；诸疮必用，三也；去风湿，四也；赤眼暴发，五也。又云：去中焦湿与热，用黄连，泻心火故也。眼痛不可忍者，用黄连、当归根，酒浸煎服。宿食不消者，用黄连、枳实。海藏云：入手少阴经。性苦燥，故入心，火就燥也。虽然泻心，其实泻脾也。为子能令母实，实则泻其子。凡治血病，防风为上使，黄连为中使，地榆为下使也。一方：令小儿终身不发斑疮，煎黄连一口，儿初生未出声时，灌之，大验。已出声时灌之者，斑虽发亦轻。古方以黄连治痢，苦燥之义也。今人但见渗泄，便即用之，不顾寒热，惟欲尽剂，多致危困。若气实初病，热多血痢者宜之。虚者慎勿轻用。韩𢘅曰：黄连生用为君，佐以官桂少许，能使心肾交于顷刻。士瀛曰：去心窍恶血。时珍曰：古方治痢用黄连、木香；水火散[1]用黄连、干姜；左金丸用黄连、吴茱萸；姜黄散用黄连、生姜；口疮方用黄连、细辛，皆是一冷一热，寒因热用，热因寒用，阴阳相济，最得制方之妙，所以有成功而无偏胜也。

按　黄连大苦大寒之药，用之降火燥湿，中病即止，岂可久服，使肃杀之令常行，而伐冲和之气乎？《素问》曰：五味入胃，各归所喜攻。久而增气，物化之常。气增而久，夭之由也。王冰注云：增味益气，久服黄连，反热从火化。秦观与乔希圣书云：闻公眼疾，饵黄连不已。医经有久服黄连反热之说。此虽大寒，其味至苦，久而不已，心火偏胜，是以火救火，其可乎？我明荆端王，素多火病。医令服黄连，饵至数年，其火愈炽，遂至丧明。呜呼！此惟不达《素问》之旨耳！

宋·王微《黄连赞》：黄连味苦，左右相因。断凉涤暑，阐命轻身。缙云昔御，飞跸上旻[2]。不行而至，吾闻其人。

1　水火散：《本草纲目》卷十三"黄连"条原作"姜连散"。
2　旻：原误作"汶"。《证类本草》卷七"黄连"条引《黄连赞》作"旻"，乃"天"之义，因据改。

陈藏器云：黄连主羸瘦气急。

治诸火邪，各依制炒。火在上，炒以醇酒；火在下，炒以童便。实火朴硝，虚火酽醋。痰火姜汁，伏火盐酒。气滞火，同吴茱萸；血瘕火，拌干漆末。食积作泻，可用陈壁土炒之；肝胆火盛欲吐，必求猪胆汁炒。若治赤眼，人乳浸蒸，或点或吞，立能劫痛。香连丸，广木香和掺，为腹痛下痢要药；茱连丸，吴茱萸佐助，乃吞酸吐水神方。止消渴，便多单研，蜜丸亦效。佐桂、蜜煎服，使心肾顿交于顷刻。小儿食土成疳，大人调胃厚肠，镇肝凉血。巴豆[1]可解。

大黄

《日华子》云：大黄生河西、陇西。今以蜀川锦纹者佳。敷一切疮疖痈毒。

气寒，味甘，大寒。味极厚，阴也，降也。无毒。

入手、足阳明经。酒浸入太阳经，酒洗[2]入阳明经。

余经不用酒，有毒。入脾、胃、大肠、心胞络、肝[3]五经。黄芩为使。忌冷水，恶干漆。出庄浪，锦纹者佳。

《本草》云：主下瘀血血闭，寒热，破癥瘕积聚，留饮宿食，荡涤肠胃，推陈致新，通利水谷，调中化食，安和五脏，平胃下气，除痰实，肠间结热，心腹胀满，女子寒血闭胀，小腹痛，诸老血留结。

成聊摄云：大黄谓之将军，以苦荡涤。又云：宜下，必以苦大黄之苦寒，以下瘀热。又云：肠燥胃强，以苦泄之。大黄、枳实之苦，下燥结而泄胃强也。

洁古云：大黄之性，走而不守。泻诸湿热，大肠不通，荡涤肠胃间热。专治不大便。《主治秘诀》云：性寒，味苦，气味俱厚，沉而降，阴也。其用有四：去湿热，一也；除下焦湿，二也；推陈致新，三也；消宿食，四也。用之酒浸，煨熟，寒因热用也。又云：味苦，纯阴。热淫所胜，以苦泄之。又云：腹中实热者，用大黄、芒硝。又云：大黄，苦味之厚者，乃阴中之阴，故《经》云泄下。

海藏云：味苦、寒，阴中之阴也。下泄，推陈致新，去陈垢而安五脏，谓如戡定祸乱，以致太平无异，所以有将军之名。入手、足阳明经，以酒引之，上

---

1 巴豆：原作“巴头”，义不明。按《本草纲目》卷十三“黄连”条谓黄连可解巴豆毒。据改。

2 洗：原作“浸”。与前入太阳经同，《汤液本草》作“洗”，义长，因改。

3 肝：原无。故只有四经，而非五经。按《本草纲目》卷十三“黄连”条“时珍曰”：“大黄乃足太阴、手足阳明、手足厥阴五经血分之药”，则此处独遗足厥阴肝经，因补“肝”字。

至高巅；以舟楫载之，可浮胸中。本苦泄之性峻至于下，以酒将之，可至至高之分。若物在高巅，人迹不及之处，必射以取之也。故太阳阳明、正阳阳明，承气汤俱用酒浸，惟少阳阳明为下经，故小承气汤不用酒浸也。杂症方有生用者，有用面裹蒸熟者，其制不一。《衍义》云：仲景治心气不足，吐血衄血，泻心汤用大黄、黄芩、黄连。或云：心气不足矣，而不用补心汤，更用泻心汤，何也？答曰：心气独不足，则不当吐衄也。此乃邪热，因不足以客之，故吐衄。以苦泄其热，就以苦补其心。盖两全之。有此症者，用之无不效。量虚实而用之。

丹溪云：大黄属水与火，苦寒而善泄。仲景用之，以治心气不足而衄血者，名曰泻心汤。正是因少阴经之阴气不足，本经之阳气亢甚，无所辅着，以致阴血妄行而飞越，故用大黄泄去亢甚之火，使之和平，则血归经而自安矣。夫心之阴气不足，非一日矣。肺与肝俱各受火而病作，故以黄芩救肺，黄连救肝。盖肺者阴之主，肝者心之母，血之舍也。肺、肝之火既退，阴血自复其旧矣。《衍义》不与明说，而曰热因不足而客之，何以明仲景之意、开后人之盲聩乎？

时珍曰：下痢里急腹痛，黄疸，诸火疮，大黄乃血分之药，病在血者宜之。若在气分，是谓诛伐无过矣。仲景泻心汤，治心气不足吐衄血者，乃心气不足，而脾、胃、肝经络之邪火有余也。又心下痞满，按之软者，大黄黄连泻心汤主之。亦泻脾胃湿热，非泻心也。病发于阴，而反下之则痞满，乃营血邪气，乘虚结于上焦。胃之上脘在于心，故曰：泻心实泻脾也。病发于阳，而反下之则结胸，乃热邪陷入血分，亦在上脘。大陷胸汤丸皆用大黄，亦泻脾胃血分之邪也。若结胸在气分，只用小陷胸汤。痞满在气分，只用半夏泻心汤矣。

按　大黄推荡，有斩关夺门之雄，如勘定祸乱，以致太平，故有将军之号。仲景百劳丸、䗪虫丸，皆用大黄，盖因浊阴不降，则清阳不升；瘀血不去，则新血不生之义也。古人了然于气血升降之故，故用之不以为奇，非揣摩之私，以生命为侥幸耳！

泽泻

《图经》云：泽泻生汝南，今山东、河、陕有之，以汉[1]中者为佳。

1　汉：原脱。据《证类本草》卷七"泽泻"条引《图经》补。

气平，味甘。甘、咸，寒。味厚，阴也，降也。阴中微阳。

入手太阳经、少阴经。

《本草》云：治风寒湿痹，乳难，消水，养五脏，益气力，肥健，补虚损五劳，除五脏痞满，起阴气；止泄精，消渴，淋沥，逐膀胱三焦停水，去阴间汗。无此疾服之，令人目盲。

服泽泻散人，未有不小便多者。小便既多，肾气焉得复实？今人止泻精，多不敢用。

扁鹊云：多服病人眼。

《衍义》云：其功长于行水。

洁古曰：入肾经，去旧水，养新水。止渴、除湿圣药。东垣曰：去脬中留垢，心下水痞。宗奭曰：八味丸用之，引诸药归肾。好古曰：《经》云"明目"，扁鹊云"昏目"，何也？泻伏水，去留垢，故明；小便利，肾气虚，故昏。王履曰：八味丸以地黄为君，余药佐之。补血兼补气，所谓阳旺则能生阴血也。八味皆肾气本药，不待泽泻接引而后至，盖取其泻肾邪，益气补虚，从于诸补之中，虽泻亦不泻矣。时珍曰：痰饮吐泻，疝痛脚气。又曰：古人用补药必兼泻邪。邪去则补药得力。专一于补，必至偏胜之害也。

按　泽泻有补有泻，肾经要药。今人为泻肾之说，每修地黄丸辄减之。不知清相火，功一也；疏地黄之滞，功二也；令诸药无偏胜，功三也。不深察而概减之，宁识立方之旨耶？

《本草》云：泽泻畏海蛤、文蛤。

《素问》所谓身热解堕，汗出如浴，恶风少气[1]，名曰湿风，治之以泽泻。

地黄丸用之者，谓其能泻水以健脾，兼主肾经湿热之邪也。

瓜蒌根

《图经》云：瓜蒌根生洪农川谷山阴地，入土深者良。

味苦，气寒，无毒。白者佳。米泔水洗，去皮用。

主消渴，唇干口燥，身热烦满，退黄疸，通月水，续绝伤，消肿毒，下乳，补虚，安中，利膈上热痰。

---

1 恶风少气：原作"恶儿之气"，文义不通。据《素问·病能论篇》改。

子：主润肺，宽中下气定喘，能洗涤胸膈间痰垢，为治嗽圣药。

取子剥壳，用仁渗油。只一度，免人恶心。毋多次，失药润性。味甘补肺，性润下气，令垢涤郁开，故伤寒结胸必用。

天花粉

味苦，性寒，无毒。

入心、肺二经。枸杞为使，恶干姜，畏牛膝、干漆，反乌头。

《经》曰：消渴，身热烦满。隐居曰：黄疸，短气，通月水。大明曰：热狂时疾，通小肠，消肿毒，排脓生肌，消扑损瘀血。时珍曰：味甘、微苦酸。酸能生津，感召之理。故可止渴。微苦降火，甘不伤胃。昔人只言苦寒，似未深察。子名瓜蒌，主胸痹、肿毒。仁主吐血，肠风，润肺下气，止嗽消痰。

按　天花粉终是寒剂，能害土气，只可施于壮盛多火之人，涉虚者所禁也。亭林一叟，久苦痰火。植有瓜蒌，取根造粉，连服两月，恶食暴泻，卒至不救，其寒可知也。

天门冬

《药性论》云：天门冬生兖州、温州。主治肺痿生痈吐脓，除热通肾。

气寒，味微苦。苦而辛，气薄味厚，阴也。甘、平，大寒，无毒。阳中之阴。入手太阴经，足少阴经。

《象》云：保肺气，治血热侵肺，上喘气促，加人参、黄芪为主，用之神效。

《心》云：苦以泄滞血，甘以助元气，及治血妄行。此天门冬之功也。

《本草》云：主诸暴风湿偏痹，强骨髓，杀三虫，去伏尸。保定肺气，去寒热，养肌肤，益气力，利小便。冷而能补。久服延年，多子孙，能行步，益气。荣卫枯涸，湿剂所以润之。二门冬、人参、北五味子、枸杞子，同为生脉之剂。此上焦独取寸口之意。

《日华子》云：贝母为使。镇心，润五脏，益皮肤，悦颜色。补五劳七伤，治肺气并嗽，消痰及风痹、热毒、游风，烦闷，吐血。去心用。思邈曰：阳事不起。时珍曰：天门冬清金降火，益水之源，故能下通肾气而滋补。若脾胃虚寒，单服久服，必病肠滑，反成痼疾。

按　天门冬，仙书极赞其御寒、辟谷，御女、延龄，虽未可尽信，亦已奇矣！盖肾主津液，燥则凝而为痰，得润剂则肺不苦燥而痰自化，治其本也。湿火之痰，半夏主之；燥热之痰，天门冬主之。二者易治，鲜不危困耳。

《本草》云：天门冬畏曾青。禁食鲤鱼。

同参、芪煎服而定虚喘，和姜、蜜熬膏，冬汁三碗，蜜一碗，姜汁一酒杯，共和匀，熬膏，以破顽痰。虚热人用相宜，虚寒者切禁莫服。

麦门冬

《图经》云：麦门冬生函谷，今处处有之。

气寒，味微苦、甘。微寒，阳中微阴也。无毒。

入手太阴经。

《象》云：治肺中伏火，脉气欲绝。加五味子、人参，三味为生脉之剂，补肺中元气不足。

《珍》云：行经，酒浸。汤浸、去心，治经枯。

《心》云：补心气不足，及治血妄行，补心不足。

《本草》云：主心腹结气，伤中伤饱，胃络脉绝，羸瘦短气。身重目黄，心下支满，虚劳客热，口干燥渴，止呕吐，愈痿蹷，强阴益精，消谷调中，保神，定肺气，安五脏，令人肥健，美颜色，有子。地黄、车前子为之使。恶款冬花、苦瓠，畏苦参、青襄。

《衍义》云：治肺热之功为多。其味苦，但专泄而不专收，寒多人禁服。《珍》曰：火盛气壮之人相宜，气弱胃寒者不可饵也。

按　麦门冬，气薄主升，味厚为阴，与天门冬功用相仿，力稍逊之。赵继宗谓其种种功效，必有君而有使也。不然则独行无功。

《日华子》云：治五劳七伤，安魂定魄，止渴，肥人，时疾热狂，头疼喘嗽。

治肺伏火邪，及肺痿脓血腥臭，补心劳伤损，并心血错经妄行，止燥渴。阴得其养，补虚劳，热不能侵。二门冬俱治痰火之药，麦冬清心降火，使肺不受贼邪，故止咳立效；天冬复走肾经，滋肾助元，令肺得全其母气，故消痰殊切。盖痰系津液凝成，肾司津液者也。燥盛则凝，润多则化。天冬润剂，且复走肾，津液纵凝，亦能化解。麦冬虽润，走经则殊。故上而止咳，必用麦冬；下而消痰，必让天冬耳。盖痰之标在脾，痰之本在肾。又半夏能治痰之标，不能治痰之本。以此观之，则天冬性治痰之本，不能治痰之标。非但与麦冬殊，亦与半夏异也。

秦艽

《图经》云：秦艽生飞鸟谷。黄白色为佳。治不便难，腹胀满。

气微温，味苦、辛，阴中微阳。

手阳明经药。入大肠、胃二经。菖蒲为使，畏牛乳。左纹者良。

《经》曰：寒湿风痹，肢节痛，利小便。隐居曰：疗风病通身挛急。大明曰：传尸骨蒸，疳气、时气。甄权曰：黄疸，酒毒，头风。洁古曰：手足不遂，口噤牙疼，肠风泻血，养血荣筋。

按　秦艽，手、足阳明经药也，兼入肝、胆。故手足不遂、黄疸症需之。取其去阳明湿热也。

《珍》云：去手阳明经，下牙疼，口疮痛[1]。

天麻　苗名赤箭

《日华子》云：天麻生郓州。味甘，暖。助元气，补五劳七伤，通血脉，开关窍，服无忌。

气平，味苦，无毒。

《象》云：治头风。入肝经，湿纸裹，煨熟。酒浸，焙干。

《本草》云：主诸风湿痹，四肢拘挛，小儿风痫惊气，利腰膝，强筋力。其苗名定风草。东垣曰：肝虚者，天麻补之。疗风热头痛，小儿风痫惊悸，麻痹不仁，语言不遂。

按　罗天益云：眼黑头旋，风虚内作，非此不治。为风家神药。《素问》曰：诸风掉眩，皆属于肝[2]。天麻独入厥阴，故多功于风也。

凡使勿误用御风草，与天麻相似。误服则令人有肠结之患。戒之！慎之！

赤箭：**谨按**　今医家见用天麻，即是此赤箭根。今《本草》别是一物。古

---

1 痛：《汤液本草》卷三"秦艽"条引"珍云"作"毒"。
2 肝：原作"木"，义虽无差，但《素问·至真要大论篇》原文作"肝"，因改。

方用天麻者，不用赤箭。用赤箭者，即无天麻。方中诸药皆同。天麻、赤箭，本为一物。今所用不相远，然赤箭则言苗，用之有自表入里之功；天麻则言根[1]，用之有自内达外之理。根则抽苗，径直而上；苗则结子，成熟而落，从干中而下，至土而生。似此粗可识其外内主治之理。

五味子

陶隐居云：五味子，高丽为第一。多肉而酸甜。

气温，味酸。阴中阳，微苦，味厚气轻，阴中微阳。无毒。

入手太阴经，入足少阴经。

《象》云：大益五脏。

苁蓉为使。恶萎蕤，胜乌头。北产黑色者佳。嗽药生用，补药熟用。

《经》曰：益气，咳逆上气，劳伤羸瘦，强阴益精。隐居曰：养五脏，除热生肌。大明曰：明目，暖水脏，壮筋骨，反胃，霍乱转筋，痃癖奔豚，冷气，水肿胀，解酒毒，壮筋骨。五味皮甘、肉酸、核中辛苦，都有咸味，故名五味子。仲景八味丸用此，为肾气丸，述类象形也。收肺气，补气不足，酸以收逆气。肺寒气逆，则此药与干姜同用治之。又云：性温，味酸，气薄味厚，可升可降，阴中阳也。其用有六：收散气，一也；止嗽，二也；补元气不足，三也；止泻痢，四也；生津液，五也；止渴，六也。

孙真人云：五月常服五味子，以补五脏气。遇夏月季夏之间，困乏无力，无气以动，与黄芪、人参、麦门冬，少加黄蘗煎汤服，使人精神顿加，两足筋力涌出。生用。

夏月火旺水涸，金受火克，所以宜用五味子滋肾水以养肺金。

孙真人云：六月常服五味子，以益肺金之气。在上则滋源，在下则补肾。垣曰：治泻痢，收耗散之气。瞳子散大乃火热，必用之药。有外邪者，不可骤用，必先散而后用之。好古曰：壮水镇阳。

丹溪云：五味子属水而有木与金。大能收肺气，宜其有补肾之功。收肺气非除热乎？补肾非暖水脏乎？乃火嗽必用之药。寇氏所谓食之多虚热者，盖收补之骤也，何惑之有？黄昏嗽乃火浮入肺，宜五味敛而降之。

1　根：原作"功"，与前"苗"不相呼应。据《证类本草》卷九"天麻"条改。

按 五味子：五味咸备，故五脏皆入，殊有补益之功，尤为肺肾要药。今人不敢轻用者，只为《衍义》虚热之说耳。东垣、丹溪已辨于前矣。学者须审而尽其长，毋令有奇不展也。

《药性论》云：下气止呕，补诸虚劳，五味子之专也。

风寒咳嗽，南五味为奇；虚损劳伤，北五味最妙。

皮甘，肉酸，核中辛苦，俱兼咸味，故名五味子。《本经》只云酸者，木为五行长也。

山药

《本草》云：山药生嵩高山谷，今近道处处有之。大白者佳。

气温，味甘、平，无毒。

手太阴经药。

《本草》云：主补中益气，除热强阴。主头面游风，风头眼眩，下气，充[1]五脏，长肌肉，久服耳目聪明，轻身耐老。紫芝为之使。恶甘遂。

东垣云：仲景八味丸用干山药，以其凉而能补也。亦治皮肤干燥，以此物润之。

丹溪云：山药属土，而有金与水火。补阳气，生者能消肿硬。《经》云：虚之所在，邪必凑之。着而不去，其病为实，非肿硬之谓乎？故补其气，则留滞自不容于不行矣。

《日华子》云：助五脏，强筋骨，治下焦虚冷，小便涩数，瘦损无力，泄精健忘。

薏苡仁

《图经》云：薏苡仁，生真定平泽。

气微寒，味甘，无毒。

《本草》云：主筋急拘挛，不可屈伸，风湿痹，下气。除筋骨邪气不仁，利肠胃，消水肿，令人能食。久服轻身益气。其根能下三虫。仲景治风湿燥痛，日晡所剧者，与麻黄杏子薏苡仁汤。

---

1 充：原误作"克"。据《证类本草》卷六"署预"条改。后同不注。

权曰：肺痿咳嗽，肿毒。孟诜曰：去干湿脚气。时珍曰：苡仁属土，故能健脾。虚则补其母，故肺病用之。筋骨之病，以治阳明为本，故筋痹者用之。土能胜水除湿，故泄痢、水肿者用之。

按　苡仁总理湿热，故受热使人筋挛，受湿使人筋缓者可用。若受寒使人筋急者忌之。

丹溪云：寒则筋急，热则筋缩。急因于坚强，缩因于短促。若受湿则驰，驰因于宽长。然寒与热未尝不挟湿。三者皆因于湿，然外湿非内湿有以启之，不能成致湿之病。盖因酒、面为多，而鱼与肉继以成之。若甘滑、陈久、烧炙、香辛、干硬之物，皆致湿之因也。戒之慎之！丹溪先生详矣。又若《素问》言：因寒则筋急。不可更用此也。凡用之，须倍于他药。此物力势和缓，须倍用即见效。皆受寒使人筋急，受热使人筋挛。若但热而不曾受寒，亦能使人筋缓。受湿则又引长无力也。

陈藏器云：主消渴，杀蛔虫。治肺痿、肺痈。能堕胎。

萎蕤

气平，味甘，无毒。

《本草》云：主中风暴热，不能动摇。跌筋结肉，诸不足，心腹结气，虚热湿毒腰痛，茎中寒，及目痛眦烂泪出。久服去面黑皯。

《心》云：润肺除热。

萧炳云：萎蕤补中益气。

《本草》云：萎蕤畏卤咸。

茵陈蒿

叶落茎梗不凋，至春复发旧枝，故名。

陶隐居云：今处处有。茵陈五月采用。叶有八角[1]者佳。

气微寒，味苦、平。阴中微阳。无毒。

入足太阳经。

1　叶有八角：按《证类本草》卷七"茵蔯蒿"条引"陶隐居"原文作"叶紧细"。此云"叶有八角"，不知何据。

《象》云：除烦热，主风湿热邪结于内。去枝梗，用叶。

《本草》云：治风湿寒热，邪气热结，黄疸通身发黄，小便不利，除头热，去伏瘕。入足太阳。

仲景云：茵陈栀子大黄汤，治湿热也。栀子蘗皮[1]汤，治燥热也。如苗涝则湿黄，苗旱则燥黄。湿则泻之，燥则润之可也。此二药治阳黄也。韩祗和、李思训治阴黄，茵陈附子汤。大抵以茵陈为君主，佐以大黄、附子，各随其寒热也。

《珍》云：治伤寒发黄。

《日华子》云：茵陈治热狂头痛，天行时疾，风热瘴疬。

玄参

《本草》云：玄参生河间。黑者佳。

气寒，味苦、咸，无毒。

《本草》云：主腹中寒热积聚，女子产乳余疾，补肾气，令人目明。主暴中风，伤寒身热支满，狂邪忽忽不知人，温疟洒洒，血瘕，下寒血，除胸中气，下水，止烦渴。

洁古云：气寒，味苦。治心中懊憹，烦而不得眠，心神颠倒欲绝，血滞小便不利。东垣云：足少阴肾经君药也。治本经须用。

《本草》云：玄参恶黄耆、干姜、大枣、山茱萸，反藜芦。

海藏云：易老言，玄参乃枢机之剂，管领诸气，上下肃清而不浊，风药中多用之。故《活人》治伤寒阳毒，用玄参升麻汤，治汗吐下后毒不散，即知肃清枢机之剂。以此论之，治空中氤氲之气、无根之火，以玄参为圣药。《珍》曰：利咽喉，通小便血滞。

按　玄参色黑，味咸，故为少阴要药。而上部多用之者，何也？夫水不胜火，亢而僭上，宜壮水之主，以制阳光，故耳清火而不伤真气，胜黄柏、知母远甚。滋阴者其先之。

禹锡云：玄参散瘿瘤瘰疬。

---

1 蘗皮：原误作"橘皮"。据《汤液本草》卷三"茵蔯蒿"改。

木香

萧炳云：木香，今永昌不复贡，惟广州舶上有来者。形如枯骨者佳。

气热，味辛、苦，纯阳。味厚于气，阴中阳也。无毒。

入心、肺、脾、胃、肝、膀胱、大肠六经[1]。入理气药，忌火。实肠药，面裹煨。

《本草》云：治邪气，辟毒疫瘟鬼，强志。主淋露，疗气劣，肌中偏寒。主气不足，消毒，瘟疟蛊毒。行药之精。

洁古云：除肺中滞气。若疗中下焦气结滞，须用槟榔为使。《主治秘诀》云：气热，味辛苦。气味俱厚，沉而降，阴也。其用调气而已。又云：辛，纯阳。以和胃气。

东垣云：木香味苦、辛，纯阳。治腹中气不转运，助脾。又云：辛温，升降滞气。

海藏云：木香治血气刺心痛冷，积气疝癖，癥瘕腹胀。通行一切气，安胎健脾，膀胱冷痛，呕逆反胃，霍乱吐泻，九种心疼，痢疾。《本经》云：主气劣，气不足，补也。《衍义》云：专泄决胸腹间滞塞冷气，破也。安胎健脾，补也。除疝癖块，破也。与本条言补不同，何也？易老以为调气之剂，不言补也。

丹溪云：木香行肝经气，气郁者宜之。若阴火冲上者，反助火邪。汪机曰：补药为佐则补，泻药为君则泄。时珍曰：木香乃三焦气分之药。诸气膹郁，皆属于肺。故上焦气滞宜之者，乃金郁则泄之也。中气不运，皆属于脾。故中焦气滞宜之者，脾胃喜芳香也。大肠气滞则后重，膀胱气不化则癃淋，肝气郁则为痛，故下焦气滞宜之者，乃塞者通之也。

按 肺气调则金能制木而肝平，怒则肝逆而忤其元气。心有纵肝之情，而不能制则肝盛。得木香则心畅而正气亦畅，肝气何逆之有哉？实心之行肝，非肝之自行也。

知母

《图经》云：生河内川谷。黄白者佳。

气寒，味大辛。苦，寒，味厚，阴也，降也。苦，阴中微阳。无毒。

---

1 大肠六经：据此前"心肺脾胃肝膀胱"加上"大肠"已七经，不知何义，存疑。

入足阳明经,手太阴、肾经本药。

《本草》云:主消渴热中,除邪气,肢体浮肿,下水,补不足,益气,疗伤寒,久疟烦热,胁下邪气,膈中恶,及风汗内疸。多服令人泄。

洁古云:知母治足阳明大热,大补益肾水膀胱之寒。《主治秘诀》云:性寒,味苦。气味俱厚,沉而降,阴也。其用有三:泄肾经之火,一也;作利小便之佐使,二也;治痢疾脐下痛,三也。坚白者佳。去皮毛用。引经上行,酒浸炒;下行,盐水炒。勿犯铁。

海藏云:东垣言,入足阳明经、手太阴经。味苦、寒润。治有汗骨蒸,肾经气劳,泻心。仲景用此为白虎汤,治不得眠者,烦燥也。烦者,肺也;燥者,肾也。以石膏为君主,佐以知母之苦寒,以清肾之源。缓以粳米、甘草之甘,而使之不速下也。《经》云:胸中有寒者,瓜蒂散主之。又云:表热里寒者,白虎汤主之。夫以瓜蒂、知母,味皆苦寒,而治胸中之寒,何也?盖成无己注云:即伤寒寒邪之毒为热病者也。读者当逆识之。如《论语》言:乱臣十人之类,乱字训作治字也。仲景所言"寒"之一字,举其初而言之,热病在其中矣。若以"寒"字为寒冷之寒,则无复用苦寒之剂。兼言白虎汤证"尺寸俱长",则其热可知之矣。

按 知母泻肾火,惟狂阳亢甚者宜之。若肾虚之人用以泻之,则肾愈虚而虚火愈甚,况寒能伤胃,润能滑肠,其害人也,隐而深。譬诸小人,阴柔巽顺,似乎有德,而国家之元气,日受剥削,有阴移焉而莫觉者。尊生君子,可不谨乎?

《日华子》云:知母治热痨传尸。

贝母

《唐本》注云:贝母出蜀地、润州、荆州。白色者佳。

气平,微寒。味辛、苦,无毒。

《本草》云:主伤寒烦热,淋沥,邪气,疝瘕,喉痹,乳难,金疮风痉[1]。疗腹中结实,心下满,洗洗恶风寒。目眩项直,咳嗽上气。止烦渴,出汗,安五脏,利骨髓。

---

1 痉:原误作"茎"。据《证类本草》卷八"贝母"条引《本经》改。

《本草》又云：厚朴、白薇为之使。恶桃花，畏秦艽、礜石、莽草。反乌头。羊肉所伤，经年不消，非此莫效。

海藏云：寒实结胸，无热证者，仲景以小陷胸汤主之，白散亦可服，以其内有贝母也。"别说"云：贝母能散心胸郁结之气，殊有功。今用以治心口气不快、多愁郁者，信然！海藏祖方下乳三母散：用牡蛎、知母、贝母，三物为细末，以猪蹄汤[1]调下。

大明曰：消痰，润心肺，傅人面疮。甄权曰：时疾黄疸，目眩，产难，胞衣不出，项下瘿瘤。陈承曰：散郁结。汪机曰：俗以半夏有毒，代以贝母。贝母乃肺药，半夏乃脾胃药，何可以代？虚劳嗽血，肺痿，肺痈诸郁，犹可代也。至脾胃湿热，涎化为痰，久则生火，痰火上攻，昏愦僵仆蹇涩，贝母可代乎？

按　成无己云：辛散而苦泄，用以下气有功。久服多服，殊伤脾气，人所不知。《诗》云"言采其蝱"，即贝母也。作诗者本以不得志而言，今用以治愁郁者，其说盖本于此。

《日华子》云：贝母消痰，润心肺，末和砂糖为丸，含之。

1　汤：原脱。据《汤液本草》卷四"贝母"条引"海藏祖方"补。

卷之十下

潜庵居士辑

草 部 下

黄芩

隐居云：黄芩，今第一出彭城。

气寒，味微苦，苦而甘。微寒，味薄气厚，阳中阴也。阴中微阳。大寒，无毒。入手太阴经之剂。

《本草》云：主诸热黄疸，肠澼泄痢，逐水，下血闭，恶疮疽蚀，火伤，疗痰热，胃中热，小腹绞痛。消谷，利小肠，女子血闭，淋露下血，小儿腹痛。山茱萸、龙骨为使。恶葱实，畏丹砂、牡丹皮、藜芦、沙参、丹参。

洁古云：治肺中湿热，疗上热，目中赤肿，瘀肉[1]壅盛必用之药。泄肺中火邪，上逆于膈上。补膀胱之寒水不足，乃滋其化源。《主治秘诀》云：性凉，味苦、甘。气厚味薄，浮而降，阳中阴也。其用有九：泻肺经热，一也；夏月须用，二也；上焦及皮肤气热，三也；去诸热，四也；妇人产后养阴退阳，五也；利胸中气，六也；消膈上痰，七也；除上焦热及脾湿，八也；安胎，九也。单制[2]、二制、不制，分上、中、下也。酒炒上行，主上部积血，非此不能除。肺苦气上逆，急食苦以泄之，正谓此也。又治下痢脓血稠粘，腹痛后重，身热久不愈者，与芍药、甘草同用。易老又云：肌热及去痰，用黄芩。上[3]焦湿热，亦用黄芩，泻肺火故也。疮痛不可忍者，用苦寒药，如黄芩、黄连。详上下、分梢根及引经药用之。

东垣云：黄芩除阳有余，凉心去热，通寒格。又云：治发热口苦。

海藏云：东垣言黄芩味苦而薄，中枯而飘，故能泄肺火而解肌热，入手太阴经之剂也。细实而中不空者[4]，治下部妙。陶隐居云：色深坚实者好。圆者名子芩，又治奔豚脐下热痛。飘与坚，有高下之分，与枳实、枳壳同例。黄芩，其子主肠澼脓血，其根得厚朴、黄连，主腹痛；得五味子、牡蒙、牡蛎，令人有子；得黄芪、白敛、赤小豆，以疗鼠瘘。张仲景治伤寒心下痞满，泻心汤四方

1　肉：《汤液本草》卷四"黄芩"条同。《医学启源》(任应秋辑本)卷下"黄芩"条作"血"。

2　制：原为墨丁。据《医学启源》(任应秋辑本)卷下"黄芩"条补。《本草发挥》卷二"黄芩"条引《主治秘诀》同。

3　上：此前原衍"上"字，不通。据《本草发挥》卷二"黄芩"条引"易老又云"删。

4　者：原误作"也"。据《汤液本草》卷四"黄芩"条改。

皆用黄芩，以其主诸热、利小肠故也。又，太阳病下之，利[1]不止，有葛根黄芩黄连汤。而主妊娠安胎散内，多用黄芩。

黄芩安胎者，乃上中二焦药，降火下行也。缩砂安胎者，治痛行气也。若血虚而胎不安者，阿胶主之。治痰热者，假此以降其火也。坚实者名子芩，为胜；破者名宿芩，其腹中皆烂，名腐肠，可润肺经也。其坚实条芩，入大肠除热也。

罗天益曰：肺主气，热伤气，故身体麻木。又五臭入肺为腥，黄芩能泻热、去喉中腥臭。时珍曰：少阳头痛，炙火出血。肺虚不宜服，苦寒伤脾，损其母也。仁斋谓柴胡退热，不及黄芩。不知柴胡苦以发之，散火之标也。黄芩寒以胜热，折火之本也。

按　仲景云：少阳症腹中痛者，去黄芩，加芍药。心下悸、小便不利者，去黄芩，加茯苓，似与隐居之说不合。不知受寒腹痛，心下悸，小便不利，脉不数者，禁用黄芩。若热厥腹痛，肺热而小便不利者，可不用乎？善读书者，先求之理，毋泥其文。

香附子

《唐本》注云：香附，交州者最大，胜如枣。

气微寒，味甘。阳中之阴。无毒。

入肺、肝二经。

洁古云：味甘、苦，微寒。气厚于味，阳中阴也。快气。

东垣云：香附子，味甘，微寒。除胸中热，充皮毛，治一切气，并霍乱吐泻腹痛，肾气膀胱冷，消食下气。

海藏云：后世人用治崩漏。本草不言治崩漏。《图经》云：膀胱间连胁下，时有气妨，皮肤瘙痒瘾疹，饮食不多，日渐瘦损，常有忧愁，心忪少气，以是知益气血之药也。方中用治崩漏，是益气而止血也。又能逐去凝血，是推陈也。与巴豆能治泄泻不止，又能治大便不通同意。总解诸郁。

丹溪云：香附子必用童便浸。凡血药必用之，以引至气分而生血，此阳生阴长之义也。能引血药至气分而生血，行中有补，妇人之仙药也。故《本草》

---

1 利：原作"痢"。据《汤液本草》卷四"黄芩"条改。

有久服益气，长须眉、充皮毛之说。而俗谓其耗气、宜妇人不宜男子，非矣。盖妇人以血为事，气行则血无事。老人精枯血闭，惟气是资。小儿气日充则形乃日固。大凡病则气滞而馁，故香附于气分为君药，世所罕知。臣以参、芪，佐以甘草，治虚怯甚速也。昔铢衣翁治百病，用香附一斤，黄连半斤，米糊丸，名黄鹤丹；治妇人，香附一斤，乌药四两，醋糊丸，名青囊丸；治诸虚，香附一斤，丹参半斤，炼蜜丸，名参附丸。随宜引用，辄有小效，人索不已。用者当思法外意可也。

按　李蕲州[1]、韩飞霞[2]，皆称香附于气分为君药，统领诸药，随用得宜，乃气病之总司，女科之主帅也。虽然，性辛而燥，不能益人。独用久用，反能害血。所述之功，皆取其治标，非取其治本也。惧燥则以蜜炒之，惧散则以醋炒之。治气疼尤妙。生用下逆气，宽膨。

延胡索

《海药》云：延胡索，生奚国。破产后恶露及儿枕病。

气温，味辛，苦、辛，温。无毒。

入手、足太阴经。亦入脾、肝经。气攻胆外，亦能消之。

《象》云：破血，治气，月水不调，小腹痛，暖腰膝，破癥瘕。碎用。

《液》云：治心气痛、小腹痛，有神。主破血，产后诸疾，因血为病者，妇人月水不调，腹中结块，崩漏淋露，暴血上行，因损下血。

玄胡索行血中滞气，气中血滞。专理一身上下诸痛。舒筋疗疝，妙不可言，乃活血化气第一品药也。

地骨皮

气寒，味苦，阴也。大寒。无毒。

足少阴经，手少阳经。亦入肾、三焦。疗在表无定之风邪，主传尸有汗之骨蒸。

---

1 李蕲州：即明代著名本草学家李时珍。李为湖北蕲春人，故被尊称为"李蕲州"。李时珍《本草纲目》卷十四"莎草香附子"条引"飞霞子韩悉云"："故香附于气分为君药"。
2 韩飞霞：即明代医家、道士韩悉。字天爵，泸州（今属四川）人。号飞霞子，人称韩飞霞，著《韩氏医通》。

《象》云：解骨蒸肌热，主风湿痹，消渴，坚筋骨。去骨，用根皮。

《心》云：去肌热及骨中之热。

《珍》云：凉血凉骨。

《本草》云：主五内邪气，热中消渴，周痹风湿。下胸胁气，客热头痛，补内伤大劳嘘吸，坚筋骨，强阴，利大小肠。

《药性论》云：根皮细判，面拌，煮熟吞之。主肾家风，益精气。

地骨皮洗诸热眼，遍体疮疹。

枸杞子

味甘，性平。无毒。

入肺、肾二经。产甘州，色红润、圆小，核少，甘美者良。

《经》曰：热中消渴，周痹风湿，坚筋骨。隐居曰：下气，除头痛，补劳伤，强阴，利大小肠。甄权曰：补精明目，安神。根名地骨皮。味苦、甘，性寒。功与子略同，专退骨蒸劳热。时珍曰：以黄柏、知母，治下焦阴火，致伤元气。枸杞、地骨，使精气充而邪火自退。

按　《素问》曰：热淫于内，泻以甘寒。地骨皮是也。精不足者，补之以味。枸杞子是也。陶氏谓"去家千里，勿食枸杞"，指其强阳之功耳。

《食疗》云：枸杞子治眼中风痒。

叶煎代茶，解消渴，诸毒烦闷，面毒发热。

天南星

味苦、辛，有毒。

入肺、脾二经。

蜀漆为使。恶莽草，畏附子、干姜、生姜。汤泡过，入牛胆中，悬风处。

陈藏器云：主金疮伤折瘀血。取根捣敷伤处。

《日华子》云：味辛烈，治扑损瘀血。主蛇虫咬，敷疥癣毒疮。《经》曰：结气积聚，筋痿拘缓，利水。甄权曰：疝瘕肠痛，伤寒时疾，强阴。《开宝》曰：中风麻痹，痰气坚积，痈肿，散血，堕胎。洁古曰：痰火眩运。东垣云：破伤风口噤身强。

按　南星气温而泄，性紧而毒，故能攻坚去湿，与半夏同功。然半夏辛而能守，南星辛而不守，其性烈于半夏，故须牛胆制之。

天南星，欲其下行，以黄柏引之。天南星，今市人多以由跋小者、似天南星。但南星少柔腻，肌细，炮之易裂，差可辨尔。《集验方》治四肢发厥，虚风不省人事，中风、惊风，天南星三钱，京枣三枚，水煎温服。

《图经》云：天南星处处有之。

姜汤泡煮七次用，或研，填牯牛胆，风干，逐年用，曰胆星。牛胆味极苦、寒，能引南星入肝，折风热痰涎甚效。兼利南星之燥，坠中风不语稠痰，散跌扑即凝瘀血，利胸膈，下气破积。醋调，贴破脑伤风，瘤突额颅，射[1]加敷愈。

半夏

陶隐居云：今第一出青州、吴中。以白者为佳。不厌陈久。

气微寒，味辛、平，苦而辛。辛厚若轻，阳中阴也。生微寒，熟温，有毒。消胸中痞，去膈上痰。

入足阳明经、太阴经、少阳经。

《本草》云：主伤寒寒热，心下坚，下气，咽喉肿痛，头眩，胸胀，咳逆肠鸣。止汗，消心腹胸膈痰满结，咳嗽上气，心下急痛坚痞，时气呕逆，消痈肿，堕胎，疗痿黄，悦泽面目。生令人吐，熟令人下。用之须洗去滑令尽，用生姜等分制，能消痰涎，开胃建脾。射干为之使。恶皂荚，畏雄黄、生姜、干姜、秦皮、龟甲，反乌头。

《药性论》云：半夏，使。忌羊血、海藻、饴糖。柴胡为之使。俗用为肺药，非也。止吐为足阳明，除痰为足太阴。小柴胡中虽为止呕，亦助柴胡，能主恶寒。是又为足少阳也。又助黄芩能去热，是又为足阳明也。往来寒热，在表里之中，故用此有各半之意。本以治伤寒之寒热，所以名半夏。《经》云：肾主五液，化为五湿。自入为唾，入肝为泣，入心为汗，入脾为痰，入肺为涕。有涎曰嗽，无涎曰咳。痰者因咳而动脾之湿也。半夏能泄痰之标，不能泄痰之本。泄本者，泄肾也。咳无形，痰有形。无形则润，有形则燥，所以为流湿润燥也。

---

1 射：似为麝香简称之俗写。

《主治秘诀》云：性凉，味辛、苦，气味俱薄，沉而降，阴中阳也。其用有四：燥脾胃湿，一也；化痰，二也；益脾胃之气，三也；消肿散结，四也。渴则忌之。又云：去痰用半夏，热痰加黄芩，风痰加南星，胸中寒痰痞塞，用陈皮、白术。然多用则泻脾胃。

成聊摄云：辛者，散也。半夏之辛，以散逆气，以除烦呕。辛入肺而散气，辛以散结气，辛以发音声。溪曰：主眉棱骨痛。汪机曰：脾胃湿热，涩化为痰。久则痰火上攻，自非半夏，曷可治乎？时珍曰：目不得瞑，白浊，梦遗，带下。夫脾无湿不生痰，故脾为生痰之源，肺为贮痰之器。半夏主痰饮，为其体滑而味辛、性温也。涩滑能润，辛温能散、亦能润，故行湿而通大便，利窍而泄小便。所谓辛走气，能化液，辛以润之是矣。洁古谓半夏治其痰而嗽自愈，丹溪谓二陈汤能使大便润而小便长，成无己谓半夏行水气而润肾燥，《局方》半硫丸治老人虚秘，皆取其滑润也。俗以半夏为燥，误矣。湿去则土燥，痰涎不生，非其性燥也。但恐非湿热之邪而用之，是重竭其津液，诚非所宜。

按　脾虚湿热生痰之症，每居十九。肾虚水泛为痰之症，每居十一。半夏主脾湿，故其功最博也。半夏属金属土，仲景用于小柴胡汤，取其补阳明也，岂非燥脾土之功？半夏今人惟知去痰，不言益脾，盖能分水故也。又，诸血证禁服。仲景伤寒渴者去之，半夏燥津液故也。又妊妇姜炒用之。

《子母秘录》：半夏治五绝，一曰自缢，二曰墙壁压，三曰溺水，四曰魇魅，五曰产乳。以半夏为末，丸如豆大，塞鼻孔中愈。

生姜、甘草、皂角、矾，同入水浸透，煮干，切片。作半夏面研末，一斤入矾二两，拌姜汁，捏作小饼，楮叶裹，风际阴干。用片则力峻，曲则力柔。总治诸疾。

草龙胆

隐居云：龙胆出襄州，今吴兴者为胜。味苦，故以胆名。

气寒，味大苦。气味厚，阴也。无毒。

入肝、胆二经。

《心》云：除下焦之湿，及翳膜之湿。

《象》云：治两目赤肿，睛胀，瘀肉高起，疼痛不可忍。以柴胡为主，龙胆为使，治眼中之病必用药也。《主治秘诀》云：性寒，味苦、辛。气味俱厚，沉而降，阴也。其用有四：除下部风湿，一也；除湿热，二也；脐以下至足肿痛，三也；寒湿脚气，四也。贯众、小豆为使。恶地黄、防葵。《经》曰：惊痫[1]邪气，杀蛊毒。隐居曰：去肠中小虫，益肝胆。甄权曰：热黄痈肿，口干。大明曰：客忤，疳气。明目，治疮。洁古曰：目黄及赤肿瘀肉。东垣曰：退肝经邪热，下[2]焦湿热，泻膀胱火。时珍曰：相火寄在肝胆，有[3]泻无补。龙胆之益肝胆，正以其泻邪热也。大苦[4]大寒，能损胃中生发之气，反助火邪。亦久服黄连反从火化之义也。

按　龙胆草大寒，比天地之严冬，万卉凋落，人身中讵可令此气行乎？先哲谓苦寒伐标，宜暂不宜久。如圣世不废刑罚，所以佐德意之穷。恃而久用，其败也必矣！

《日华子》云：龙胆草治热病狂语，血虚健忘。

空腹勿服，令人溺遗。

三棱

《图经》云：三棱，今出河、陕，荆、襄有之。体重者佳。

气平，味苦，阴中之阳。无毒。

入肺、肝二经。

《象》云：治老癖，癥瘕结块，妇人血脉不调，心腹刺痛。须炮用，面包火煨，加醋复炒过用。

《珍》云：破积气，损真气。虚者勿用。

《液》云：治气胀，血脉不调。补五劳，通月经，消瘀血。色白，破血中之气。

1　惊痫：原字漫漶。据《证类本草》卷六"龙胆"条引《本经》补正。
2　热下：原字阙损。据《本草纲目》卷十三"龙胆"条引"东垣"作"退肝经邪热，除下焦湿热之肿"补正。
3　有：原字阙损。据《本草纲目》卷十三"龙胆"条"发明"补正。
4　苦：原字阙损。据《本草纲目》卷十三"龙胆"条"发明"补正。

按　三棱破气，有雷厉风行之势。

禹锡云：破扑损瘀血。

蓬莪茂

《本草》云：蓬莪茂生西戎及广南诸州。根下并生一好一恶。恶者有毒。西戎人取之，先放羊食。羊不食者弃之。黑色者佳。泡过，醋炒用。

气温，味苦、辛。无毒。

《象》云：治心膈痛，饮食不消。破痃癖气最良。炮用。

《本草》云：治妇人血气，丈夫贲豚。治心腹痛，中恶疰忤鬼气，霍乱冷气，吐酸水，解毒，饮食不消。酒研服。

《液》云：色黑，破气中之血。入气药，发诸香。虽为泄剂[1]，亦能益气。故孙用和治气短不能接续，所以大小七香丸、集香丸散及汤内多用。

按　蓬莪茂性甚猛峻，虚人禁之。乃《大全[2]》谓气短不能续者用之，过矣！即大小七香丸、集香丸，都用以理气，岂用以补气乎？

白豆蔻

《图经》云：白豆蔻出伽古罗国，其气天香。去壳研细用。原出外番，今生两广。

气热，味大辛。味薄气厚，阳也。辛，大温。无毒。

入手太阴经。

《珍》云：主积冷气，散肺中滞气，宽膈，止吐逆，治反胃，消谷下气进食。去皮用。

《心》云：专入肺经，去白睛翳膜。红者不宜多用。

《本草》云：主积聚冷气，止吐逆反胃。消谷下气。

《液》云：入手太阴，别有清高之气。上焦元气不足，以此补之。

按　豆蔻，开气甚速，终是辛散。服之不已，令人元气暗消，犹喜其香快

1　剂：原作"痢"。《汤液本草》卷四"蓬莪茂"条作"剂"，《本草纲目》所引同作"剂"，因改。

2　大全：此指《重刊经史证类大全本草》，即《证类本草》刊本之一。此乃《证类本草》卷九"蓬莪茂"条引"孙用和"作"正元散，治气不接，续气短"。

而不觉,反成痼疾。君以参、耆,庶得相成。

肉豆蔻

《图经》云:肉豆蔻出胡国。今岭南人家种之。圆小,皮紫、紧薄。

气温,味辛,无毒。入手阳明经。

《本草》云:主鬼气,温中,治积冷心腹胀痛,霍乱中恶,冷痃,呕沫冷气,消食止泄。小儿伤乳霍乱。宗奭曰:多服泄气。丹溪曰:属金与土。《日华》称其下气,以脾得补而善运,气自下也,非若陈皮、香附之泄。时珍曰:暖脾胃,固大肠。

按　肉豆蔻,即肉果。辛中殊带涩,故能固肠。有未去之积者,不可先以此涩之。

《广志》云:肉豆蔻,主心腹肿痛,赤白痢疾,米醋调,面裹之,置灰中煨令黄焦。

草豆蔻

气热,味大辛,阳也。辛、温,无毒。

入足太阴经,阳明经。

《象》云:治风寒客邪在胃口之上。善去脾胃客寒,心与胃痛。面包煨熟,去面用。

《珍》云:去脾胃积滞之寒邪,止心腹胃脘之胀痛。

《本草》云:主温中,心腹痛,呕吐。去口臭,气下,气胀满,短气。消酒进食,止霍乱。治一切冷气,调中补胃健脾,亦能消食。

《日华子》云:磨积块,破血瘕,散结温中。

红豆蔻[1]

气温,味辛,无毒。

---

1 红豆蔻:原作"红豆"。《证类本草》卷九"红豆蔻"条药名红豆蔻,乃"高良姜子",而红豆则非高良姜子。《汤液本草》卷四"红豆蔻"条同。本条引"禹锡云",也作"红豆蔻",因据补正。

《本草》云：主阳虚水泻，心腹绞痛、霍乱，呕吐酸水，解酒毒。不宜多，令人舌粗，不能饮食。

《液》云：是高良姜子。用红豆蔻，复用良姜，如用官桂，复用桂花同意。

禹锡云：红豆蔻治岚瘴雾气，善解酒毒。

缩砂

《药性论》云：缩砂出波斯国。温脾暖胃，善治奔豚。

气温，味辛，无毒。

入手、足太阴经，阳明经，太阳经，足少阴经。

《象》云：治脾胃气结滞不散。主劳虚冷泻心腹痛，下气消食。

《本草》云：治虚劳冷泻，宿食不消，赤白泄痢，腹中虚痛，下气。

《液》云：与白檀、豆蔻为使则入肺，与人参、益智为使则入脾，与黄蘗、茯苓为使则入肾，与白石脂为使则入大小肠。

丹溪云：缩砂，安胎、止痛、行气故也。

按　韩飞霞云：肾恶燥，以辛润之，缩砂之辛以润肾燥。又属土，主醒脾，引诸药归宿丹田。香能和合五脏中和之气，故蒸地黄用之，取其达下也。然好食不休，反伐胃气。止吐泻，安胎，化酒食之剂。温脾胃，下气通结滞之品。

黑附子　冬月采为附子　春月采为乌头

气热，味大辛，纯阳。辛、甘，温、大热，有大毒。

通行诸经引用药。入手少阳经，三焦命门之剂。

《本草》云：主风寒咳逆邪气，温中，金疮，破癥坚积聚血瘕，寒湿踒躄拘挛，膝痛脚疼，冷弱不能行步。腰脊风寒，心腹冷痛，霍乱转筋，下痢赤白。坚肌骨，强阴，堕胎。为百药之长。通行诸经。地胆为使，恶蜈蚣，畏人参、甘草、黄耆、防风、黑豆、绿豆、童便。忌豉汁。每只重两许，脐正底平，顶短节少，肉不腐、皮不皱者佳。童便浸三日，去皮脐，切作四块，甘草汤浸三日，湿纸裹煨热灰中小半日。

成聊摄云：附子之辛温，固阳气而补胃。又云：湿在经者，逐以附子之辛热。又云：辛以散之。附子之辛以散寒。

洁古云：黑附子，其性走而不守，亦能除肾[1]中寒。其以白术为佐，谓之术附汤，除寒湿之圣药也。治湿药中，宜少加之，通行诸经引用药也。及治经闭。《主治秘诀》云：性大热，味辛、甘，气厚味薄，轻重得宜，可升可降，阳也。其用有三：去藏府沉寒，一也；补助阳气不足，二也；温暖脾胃，三也。然不可多用，慢火炮制，去皮脐用。又云：附子热气之厚者，乃阳中之阳。故《经》云发热。又云：非附子不能补下焦之阳虚。

东垣云：黑附子，味辛、甘，温，大热，纯阳。治脾中大寒，主风寒咳逆，温中。又云：散藏府沉寒。其气亦阳，补诸不足，不宜多用。《经》曰"壮火食气"故也。用之则须以甘草缓之。辛热以温少阴经，以温阳气，散寒发阴，必以辛热。湿淫所胜，腹中痛，用之补虚胜寒。蛔动胃虚则气壅满。甘令人中满。去术加此，补阳散壅。

海藏云：附子入手少阳、足少阴，三焦、命门之剂。其浮其沉，无所不至。味辛大热，为阳中之阳。故行而不止，非若干姜止而不行也。非身表凉、四肢厥者，不可僭用。如用之者，以其治四逆也。

附子：《衍义》论五等同一物，以形像命名而为用。至哉斯言！犹有未善。仲景八味丸，附子为少阴之向导，其补自是地黄。后世因以附子为补，误矣！附子走而不守，取健悍走下之性，以行地黄之滞，可致远。亦若乌头、天雄，皆气壮形伟，可为下部药之佐。无人表其害人之祸，相惯用为治风之药，杀人多矣。治寒治风，有必用者，予每以童便煮而浸之，以杀其毒。且可助下行之力。入盐尤捷。王履曰：八味丸为火衰者设。附子乃补阳之药，非为行地黄之滞也。丹溪曰：气虚热甚，宜稍用附子，以行参、耆。肥人多湿亦宜之。

虞抟曰：禀雄壮之质，有斩关之能。引补气药以追散失之元阳，引补血药以养不足之真阴，引发散药以驱在表风邪，引温暖药以除在里寒湿。《集验》曰：肿因积生，积既去而肿再作，若再用利药，小便愈闭，医多束手。盖中下焦气不升降，为寒所隔，惟服附子，小便自通。吴绥曰：伤寒传变三阴，及中寒夹阴，身虽大热而脉沉者必用之。厥冷腹痛，脉沉而细，唇青囊缩者急用之，有起死回生之力。近世往往不敢用，直至阴极阳竭，而后议用，虽用迟矣。

1　肾：原作"胸"。《汤液本草》卷三"黑附子"条作"肾"，义长。据改。

时珍曰：阴毒寒疝，中寒中风，痰厥气厥，柔痓癫痫，肾厥头痛，暴泻脱阳，脾泄久痢，寒疟瘴气，呕哕噎膈，痈疽不敛，小儿慢惊，痘陷灰白，阳虚血症，脑泄，耳鸣。夫阴寒在下，虚阳上浮，治之以寒，则阴气益甚；治之以热，则拒而不纳。热药冷饮，病气随愈。东垣治冯翰林侄子面赤目赤，烦渴引饮，脉来八至，按之则散，用姜、附、人参服至半斤而愈。

按　附子大热之药，补火必妨水，岂宜轻用？然有真寒，非此不救。但居恒能熟审可用、不可用之故，则临症明决，不至疑惑，与妄投矣。如六脉沉迟，或细微欲绝，或两尺细软，或虽洪数，按之如无，重衣厚被，喜见日光。入室登床，恶当风雨。情惨惨不荣，目眈眈不明。昼见夜伏，夜见昼伏。虚症蜂起，不时而动。或日则稍轻，遇夜乃重；或天温略减，遇冷偏增。虽面红目赤，发热燥渴，若复喜手按，口畏冷饮，小便自利，足膝俱寒，谓之"内真寒而外假热"，阴盛格阳也。以上数端，必须附子，方可回生。苟无前症，率莽轻投，杀人速于用刃。志仁寿者，能不悚然惧乎？《琐碎录》言：北方极寒，民啖附子，如啖芋栗，地气使然，不可为例。

《外台秘要》云：附子疗半身不遂，偏风头痛。

去皮脐，先将姜汁、盐水各半盏，入砂罐紧煮七沸，次用甘草、黄连各半盏，加童便缓煮一时，伏地内一宿[1]，晒干收用。乃乌头傍出，故曰"附子"。孕妇误服坠胎。

乌头

《本草》云：乌头，莽草为之使。反半夏、贝母、白敛、白及，恶藜芦。

气热，味大辛。辛、甘，大热，有大毒。行诸经。

《象》云：治风痹血痹，半身不遂，行经药也。慢火炮拆，去皮用。

《本草》云：主中风恶风，洗洗出汗，除寒湿痹，咳逆上气，破积聚寒热，消胸上痰冷，食不下，心腹冷疾，脐间痛，肩胛痛，不可俯仰。目中痛，不可久视，堕胎。其汁煎之名射罔，杀禽兽。

《主治秘诀》云：性热，味辛、甘，气厚味薄，浮而升，阳也。其用有六：除寒疾，一也；去心下痞坚，二也；温养藏府，三也；治诸风，四也；破积聚滞气，

1　煮一时，伏地内一宿：《本草纲目》作"煮熟，出火毒一夜用之。"

五也；感寒腹痛，六也。

东垣云：乌头：味辛、甘，温、大热，纯阳。主中风，除寒湿痹，行经散风邪。不宜多用。长者名天雄，助阳退阴，除风寒湿痹、历节痛。尖者名乌头。

《液》云：乌、附、天雄、侧子之属，皆水浸炮制，去皮脐用之。多有外黄里白，劣性尚在。莫若乘热切作片子再炒，令表里皆黄，内外一色，劣性皆去，却为良也。

洁[1]古云：非天雄不能补上焦之阳虚。

《月令》云：三月采乌头。立春生者乃谓乌[2]头。附子顶圆正，乌头顶歪。制与附子同。

《孙兆口诀》：治伤寒阴毒，手足逆冷。

甘遂

《本草》云：甘遂生中山川谷。赤皮者胜。

气大寒，味苦、甘。甘，纯阳。有毒。

《本草》云：主大腹疝瘕，腹满，面目浮肿，留饮宿食，破坚消积，利水谷道，下五水，散膀胱留热，皮中痞热，气肿满。瓜蒂为使，恶远志及甘草。

《液》云：可以通水，而其气直透达所结处。

《衍义》云：此药专于行水攻决为用。入药须斟酌用之。

《珍》云：若水结胸中，非此不能除。

杨氏云：甘遂治腹满，大小便不利，气急。

大戟

《本草》云：大戟生常山，今近道处处皆有。之才曰：反甘草，畏菖蒲、芦苇、鼠屎。

成聊摄云：苦以泄之，甘遂、大戟之苦以泄水。水者肾所主也。

洁古云：大戟，味苦、甘，寒，阴中微阳也。泻肺气，却能损真气。

1　洁：此前原衍"世"字。据《本草纲目》卷十七"乌头"条引"元素曰"删。张元素，字洁古。

2　乌：原作"息"，无此名。详上下文义，当作"乌"，因改。

海藏云：此泽漆根也。与甘遂同为泄水之药。湿胜者，以苦燥除之。

《本草》云：大戟味苦，能堕胎。

时珍云：大戟得枣，即不损脾。

处处生。春发红芽。入药惟采正根，傍附误煎，冷泄难禁。

葶苈

《本草》云：恶僵蚕、石龙芮。葶苈生曹州，今近道有之。

东垣云：葶苈苦，寒[1]，与辛酸同用，以导肿气。

海藏云：葶苈，仲景用苦者，余方或有用甜者，或有不言甜苦者。大抵苦则下泄，甜则少缓。量病虚实。

丹溪云：葶苈属火与木，性急，善逐水病。人稍虚者宜远之。其杀人甚速。

《本草》云：葶苈治癥瘕积聚结气，饮食寒热，破坚逐邪，通利水道。疗肺久病，面目浮肿。

隔火纸文炒，逐膀胱留热，消面目浮肿，泻肺喘难眠，痰咳不已。

茴香

《图经》云：茴香，今出广南。番舶者佳。

气平，味辛，无毒。

入手、足少阴经，太阳经药。

《象》云：破一切臭气，调中止呕，下食。炒黄色，碎用。

《本草》云：主诸瘘，霍乱及蛇伤。又能治肾劳癫疝气，开胃下食。又治膀胱阴痛，脚气，少腹痛不可忍。

《液》云：茴香本治膀胱药，以其先丙，故云小肠也，能润丙燥。以其先戊，故从丙至壬。又手、足少阴二药，相合以开上下经之通道，所以壬与丙交也。

孙真人云：治瘴疟，浑身热，连背项。茴香捣取汁服。

盐、酒浸透炒，开胃止呕下食，调馔止臭生香。助阳气之虚，补命门不足。

---

1 苦寒：原作"苦熬寒"，"熬"字在此义不明。据《本草纲目》卷十六"葶苈"条"发明"项引"杲曰"删"熬"字。

红蓝花

红蓝花，生梁汉及西域。今处处有之。

气温，味辛，辛而甘温，苦。阴中之阳，无毒。

《象》云：治产后口噤血晕，腹内恶血不尽，绞痛，破留血神效。搓碎用。少用则入心养血。

《心》云：和血，与当归同用。

《珍》云：入心养血。谓苦温为阴中之阳，故入心。

《本草》云：主产后血晕，胎死腹中，并酒煮服。亦主蛊毒下血。其苗生捣，傅游肿。其子吞数粒，主天行疮子不出。其胭脂主小儿聤耳，滴耳中。仲景治六十二种风，兼腹中血气刺痛，用红花一大两，分为四分，酒一大升，煎强半，顿服之，散肿。

按 血生于心，藏于肝，属于冲任。红花与之同色，故主用同类相亲也。多则行血，少则养血。

藿香

《本草》云：藿叶香，心腹痛，吐逆最要药也。专辟瘴邪。

气微温，味甘、苦。阳也，甘苦纯阳。无毒。

入手、足太阴经。

《象》云：治风水，去恶气，治脾胃吐逆，霍乱心痛。去枝梗，用叶。

《心》云：芳馨之气，助脾开胃，止呕。

《珍》云：补卫气，益胃进食。

《本草》云：主脾胃呕逆，疗风水毒肿，去恶气，疗霍乱心痛，温中快气。酒[1]口臭，上焦壅，煎汤嗽口。入手足太阳。入顺气乌药则补肺，入黄芪四君子汤补脾。市家多以绵花叶假充，不可不辨。但气不香。

茺蔚子 一名益母

隐居云：茺蔚子，今处处有之。九月采。

味辛、甘，微寒。无毒。

---

1 酒:《汤液本草》卷五"藿香"条作"治"。二者皆可通，《汤液本草》义长。

主明目益精。其茎主瘾疹痒，可作浴汤。治产后血胀，苗、叶同功。

丹溪云：益母草，治产前产后诸疾，行血养血。难产作膏服，良。苗、叶、茎、根、花、实，并皆入药。阴干用。活血行气，有补阴之功，故名益母。凡妇人经脉不调，胎产一切血气诸病，并皆治之。又绞汁服，主浮肿，下水，子死腹中，乳痈，疔肿，蛇毒。

《广济方》云：疗小儿疳痢，茺蔚子末服之。

端午收，气味花俱足。

子：除目翳。

叶：洗瘾疹。

艾叶 蕲州者良

洁古云：艾叶苦。阴中之阳。温胃，主灸百病，逐寒湿，治吐血衄血，下痢赤白，妇人漏血，安胎止腹痛。久服致火上冲，中病即止。

丹溪云：艾属火而有水。生寒、熟温。生捣汁服，可止血。《本草》止言其温，不言其热。其性入火灸则气下行，入药服则气上行。世人喜温，今妇人欲子者，率多服之。及其毒发，何尝归咎于艾？惜哉！予考《图经》而默有感于其中也。故云取陈久者，入木臼内捣熟，罗其滓，取白者再捣，至柔软如绵用。

《荆楚岁时记》：端午，四方百姓采艾叶，悬置户中，辟毒疫。午时收采，干存。治灸发背痈疽诸症。

兰叶

《本草》云：兰叶无毒。辟不祥，通神明。

东垣云：兰叶味辛，平。其气清香，生津止渴，益气润肌肉。《内经》云：消渴治之以兰是也。消渴证非此不能除。胆瘅必用。

丹溪云：兰禀金水之清气而似有火。人知其花香之可贵，而不知为用之方。盖其叶能散久积陈郁之气，甚有力。入药煎煮用之。东垣方中尝用矣。

泽兰

《图经》云：泽兰生汝南诸[1]大泽傍。今河中府皆有之。

味苦，性微温。无毒。

入肺、脾二经。

《经》曰：痈肿疮脓。

甄权曰：频产成劳，血沥腰痛。大明曰：主产前后百病，通九窍，利关节，养血气，破宿血，消癥瘕，鼻血吐血，头风目痛。

按　脾喜芳香，肝宜卒散。脾气舒则三焦通利而正气和，肝郁散则荣卫流行而病邪解。行血而不推荡，补血而不腻滞，故为产科圣药。

《日华子》云：泽兰消扑损瘀血。

理治产后[2]百病淹缠，消湿中四肢、浮肿。

香薷　一名石香菜

《本草》云：香薷调中温胃，胀满肠鸣。

味辛，性微温，无毒。

入肺、胃二经。硬梗，石生者良。

隐居曰：霍乱腹痛。大明曰：下气、除烦热。丹溪曰：属金与水，有彻上彻下之功。解暑，利小便，治水甚捷。肺得之清化行而热自降也。时珍曰：世医治暑以香薷为首，然暑有乘凉饮冷、阳气为阴邪所遏，头痛发热，恶寒烦躁，口渴，或霍乱吐泻，宜用此以发越阳气。若劳役作[3]丧，伤暑大热大渴，汗泄如雨，烦燥喘促，或吐或泻，乃内伤之症，必用东垣清暑益气汤、人参白虎汤以泻火益元可也。若用香薷，是重虚其表，而又济之以热矣。气虚者尤不可服。今人不问有病无病，谓能辟暑，概用代茶，真痴前说梦也。性温不可热服，反致吐逆。冷服则无拒格之患。

按　香薷治水肿甚捷，今人罕知用者。深师薷术丸、胡居士香薷煎，皆有神功，不诬也。

1　南诸：原脱，故前后文不连贯。据《证类本草》卷九"泽兰"条引《图经》补。

2　后：原脱，据《证类本草》卷九"泽兰"条引《日华子》补。

3　作：原作"凿"。据《本草纲目》卷十四"香薷"条"发明·时珍曰"改。

去口臭，有拨浊回清之妙。脾得之，郁火一降，气不上焉。

牛膝

《经》云：牛膝生河内川谷，今江、淮、闽、粤、关中有之。高三尺，茎紫节大者为雄，青细者为雌。药喜雄者。

味苦、酸，性平，无毒。

入肝、肾二经。恶萤火、龟甲、陆英，畏白前、白鲜皮，忌牛肉。产川中长三尺而肥润者良。酒浸用。

《经》曰：寒湿痿痹膝痛，逐血气，堕胎。隐居曰：主男子阴消，老人失溺。补中续绝，益精填骨髓，除脑痛、腰脊痛，月水不通。大明曰：排脓止痛，血晕，落死胎。宗奭曰：罢竹木刺入肉。好古曰：强筋补肝。丹溪曰：牛膝能引诸药下行。时珍曰：五淋尿血，茎中痛，下痢，喉痹，口疮，齿痛，痈肿，折伤。

按　牛膝为阴，能降而不能升。脾虚下陷，因而腿膝湿肿或痛者，大非所宜。

崔元亮云：牛膝根治疟。

《经验方》：牛膝治消渴不止，下元虚损，胞衣不出。

老疟弗愈，单煎；尿管涩疼，酒煮；同麝香堕胎甚捷。引诸药下足如奔。

萆薢

《经》云：萆薢生河、陕、荆、蜀者佳。

味苦、甘，性平，无毒。

入胃、肝、肾三经。薏苡为使。畏葵根、大黄、柴[1]胡、前胡、牡蛎，忌牛肉。

《经》云：腰脊痛，风寒湿痹，恶疮。隐居曰：主阴痿失溺。甄权曰：腰痛久冷，膀胱宿水。大明曰：补水脏，坚筋骨，益精明目。杨子建曰：小便频，茎内痛，必先大腑热闭，水液只就小肠，大腑愈加干竭，甚则身热，心燥思凉水，

---

1 柴：原误作"后"。据《证类本草》卷八"萆薢"条引改。

如此即重证也。此疾本[1]因贪酒色，积有腐物瘀血，随虚入于小肠故痛。不饮酒者，必过食辛热荤[2]腻，又因色伤而然，此便频而痛，与淋症涩而痛者不同。宜萆薢一两，水浸少时，盐半两同炒。去盐为末，每服三钱，水一盏，煎八分，和滓服，使水道转入大肠。仍以葱汤频洗谷道，令气得通，则小便数及痛自减也。时珍曰：厥阴主筋、属风；阳明主肉、属湿。萆薢去风湿，所以治诸病之属风湿者。萆薢、菝葜、土茯苓三物，形虽不同，主治相仿，岂一类数种乎？

按 肾受土邪则水衰，肝挟相火而凌土湿，得萆薢以渗湿，则安土其位，水不受侮矣。

《广利方》：萆薢疗丈夫脚腰痹，缓急行履不稳者，合杜仲等分煎服。

又名冷饭团。治杨梅疮，愈而复发；或结毒筋骨。

痛用萆薢三两，皂角刺、牵牛各一钱，水六碗，煎一半，温服，不数剂瘥。

菊花

陶隐居云：菊花，南阳郦县最多，惟色黄、味甘者佳。苦不入药。

苦而甘寒，无毒。

《心》云：去翳膜，明目。

《珍[3]》云：养目血。

《药性论》云：使。治身上诸风。

《日华子》云：治四肢游风，利血脉，心烦、胸膈壅闷。

东垣云：甘菊花治头风、头眩，明目。

丹溪云：甘菊花属金而有木与土，大能补阴。须是味甘、茎紫者。若山野间味苦、茎青者勿用，大伤胃气，谨戒之！其苗可蔬，叶可啜，花可饵，根实可药，囊之可枕，酿之可饮。自本至末，罔不有功。

《肘后方》：治疔肿垂危，用菊叶一握，捣绞汁一升，入口即活。冬用根。

变老皓白成乌，同地黄酿酒解醉，昏迷易醒，共葛花煎汤。

---

1 心燥……此疾本：原"心"下仅有"之"字，文义不通。据《本草纲目》卷十八"萆薢"条引"杨子建"补正，并删去"之"字。

2 荤：原误作"晕"。据《本草纲目》卷十八"萆薢"条引"杨子建"改。

3 珍：原误作"今"。据《汤液本草》卷四"菊花"条引《珍》改。

百合[1]

《本草》云：百合生荆州川谷。今近道处处有之。

气平，味甘，无毒。

《本草》云：主邪气腹胀心痛，利大小便，补中益气，除浮肿胪胀，痞满，寒热，遍身疼痛，及乳难喉痹，止涕。甄权曰：百邪鬼魅，涕泣不止，心下急痛，脚气，热咳。大明曰：安心，定胆，益志，治颠邪狂叫惊悸，产后血狂运，杀蛊毒，胁痈，乳痈，发背，诸疮肿。

洁古曰：温肺止嗽。

按　《金匮要略》云：行住坐卧不定，如有神灵，谓之百合病，取百合治之。由是观之，则其安神逐祟之功，具可想见。《野圃薮》云：久服使人心志欢和，不忧不惧。命名之义，或因乎此！

仲景治百合病，百合知母汤、百合滑石代赭石汤，有百合鸡子汤、百合地黄汤，或百合病已经汗者，或未经汗者、下吐者，或病形如初，或病变寒热，并见《活人书》。治伤寒腹中疼。百合一两，炒黄为末，米饮调。

何首乌

《本草》云：首乌出顺州南河县，今岭外、江南诸州皆有。赤者雄，白者雌。赤白宜并用。

味苦、涩，性微温，无毒。

入肺、肾二经。茯苓为使，忌诸血、无鳞鱼、萝卜、葱、蒜、铁器。选大者，赤白合用，泔浸过，同黑豆九蒸晒。

《开宝》曰：瘰疬痈疽，头面风疮，五痔，心痛，益血气，黑髭发，悦颜色，长筋骨，益精髓。产带诸疾。大明曰：疗一切宿疾，令人有子。时珍曰：不寒不燥，功在地黄、天门冬之上。气血太和，则百病不作。

按　何首乌观其藤夜交，遂能变白，则其补阴之功可想见矣。味涩能固精气，性温能壮阳道。读李远[2]附录及“休粮赞”、《何首乌传》，信知其非常物也。赤者属血，白者属气。宜活用之。

《经验方》云：何首乌治软骨风，腰膝疼，遍身瘙痒。

1　合：原误作“荅”。据目录及内文改。

2　李远：唐代官员，曾在唐·李翱《何首乌传》之末附上其传录经验，非其撰《何首乌传》。

菖蒲

《本草》云：菖蒲生蜀郡严道。九节者良。

味辛，性温，无毒。

入心、肝二经。

秦皮、秦艽为使。恶地胆、麻黄，忌饴糖、羊肉。勿犯铁，令人吐。石生、一寸九节者良。去毛微炒。

《经》曰：风寒湿痹，咳逆上气，开心孔，通九窍，明耳目，出音声，温肠胃。甄权曰：耳鸣头风，杀诸虫，疗痈、鬼气。好古曰：心积伏梁。士瀛曰：下痢噤口，虽是脾虚，亦热气闭隔心胸所致。用木香失之温，用山药失之闭，惟参苓白术加菖蒲，米饮服之，自然思食。

按 服食家盛陈菖蒲之功，却百病而得永年。观其隆冬不凋，盛暑不萎，浣去泥土，惟以水浸，生长不息，经岁繁茂，则其得天地清阳之气最多，亦神物也。然辛散之性，虚人用之，须有君有臣为妥，不宜独用耳。

禹锡云：菖蒲治小儿温疟，聪明益智。

扁鹊云：中恶卒死，鬼击尸厥，人卧不寤，菖蒲末吹鼻中，桂末内舌下。生根绞汁，灌之，立瘥。

细末铺席卧，治遍身痒痛疮疡。远志和丸服，开诵读万言记性。

远志

《本草》云：远志生太山川谷，河、陕亦有之。色黄、肥润为佳。

味苦，性温，无毒。

入肾经。畏珍珠、藜芦、蜚蠊、齐蛤。杀附子毒。用甘草汤浸，去木，焙干。

《经》曰：补不足，除邪气，利九窍，益智慧，耳目聪明，不忘强志，倍力。隐居曰：利丈夫，定心气，止惊悸，去膈气。甄权曰：坚阳道。好古曰：肾积奔豚。时珍曰：远志入肾，非心经药也。专于强志益精，治善忘。精与志皆肾所藏也，精不足则志衰，不能上通于心，故善忘。《灵枢经》曰：肾藏精，精舍[1]志。肾盛怒而不止则伤志，志伤则喜忘。又云：人之善忘者，上气不足，下气有余。

---

1 舍：原误作"合"。据《灵枢·本神》改。

肠胃实而心肺虚，虚则荣卫留于下，久之不以时上，故善忘也。《三因方》远志酒治痈疽，亦补肾之力耳。

按　远志味苦[1]殊辛，故能下气而走。补厥阴。

《日华子》云：远志禁猪肉、冷水、生葱菜。

《经》曰：以辛补之。此水、木同源之义，前古未发也。

苗名小草，止[2]虚损，梦魇精遗。

苁蓉

陶云：肉苁蓉，代郡雁门及陇西为最。

气温，味甘、咸、酸，无毒。

《本草》云：主五劳七伤，补中，除茎中寒热痛，养五脏，强阴益精气，多子。妇人癥瘕，除膀胱邪气，腰痛，止痢，久服轻身。

《液》云：命门相火不足，以此补之。

丹溪云：属土而有水与火，能峻补精血。骤多用之，则反滑大肠。

酒浸一宿，刷去浮垢，劈破，去中心白膜，酥炙用。

根名锁阳。强阴益精，养筋润燥。治痿弱可代苁蓉。大便燥结者勿用。

治男子绝阳不兴，女人绝阴不产。

五加皮

《本草》云：五加皮，远志为之使，畏玄参。生汉中。

味辛、苦，气温、微寒，无毒。酒洗用。

主风湿痹痛痿躄，壮筋骨，补中益精，消瘀血在皮肌。酿酒服，治风痹，四肢挛急。

《日华子》云：明目，治中风，骨筋挛急。补五劳七伤。

山泽多生，随处俱有。五叶作丛为良，三四叶次。扶男子阳痿不举，去女人阴痒阴疮。

1　苦：原作“中”。据上文有“味苦”，而苦能下气，与下文“下气而走”相符，故改。
2　止：原误作“禁”。据《证类本草》卷九“远志”条引《别录》改。

芦根

隐居云：芦根，掘取甘辛者。其露出及浮水中者，不堪用也。

气寒，味甘。

《本草》云：主消渴客热，止小便。《金匮玉函》治五噎膈气，烦闷吐逆不下食，芦根五两，到，水三盏，煮二盏，去渣，无时服。

葛洪云：芦根无毒。解中鱼蟹毒[1]。

补骨脂　即破故纸

《图经[2]》云：补骨脂生波斯国。不及番舶上来者最佳。

味苦、辛，气大温，无毒。酒浸一宿，蒸半日用。

主男子伤劳阳衰，肾冷精流，腰痛膝寒，囊湿缩，小便多，止肾虚泻痢，及妇人血气痛。

《本草》云：补骨脂堕胎。恶甘草。

凡气病用气药不效者，气之所藏无以收也。方中用此，能使气升降而归于肾藏也。

骨碎补

《图经》云：骨碎补生江南淮、浙、陕西州郡有之。

味苦，气温，无毒。酒浸，去毛用。

主破血止血，补伤折骨碎，疗骨中毒风，气血疼痛。

陈藏器云：治五劳六极，两手不收，悉能除之。

开元皇帝以其治伤折，补骨碎，故作此名耳。

黄精

《永嘉记》云：黄精出崧阳永宁县。

味甘，气平，无毒。单服九蒸九曝，入药生用。

1　毒：原脱。据《证类本草》卷十一"芦根"条补。

2　图经：据《证类本草》卷九"补骨脂"条，此后引文见宋《开宝本草》与《本草图经》。

主补中益气，安五脏，除风湿，下三尸虫。久服耐寒暑，不饥。《博物志》云：太阳之草，名曰黄精。服之可以长生。

萧炳云：黄精气寒。

《道藏经》云：黄精黄精，服久长生。发白更黑，齿落重生。

胡麻　一名巨胜子

味甘，气平。择如油麻、紫色者，酒淘炒用。

补五脏，益气力，长肌肉，坚筋骨，疗疥癣及浸淫恶疮。

《日华子》云：胡麻生上党。催生、落胞，逐风湿气。

苏恭云：胡麻压[1]取油，治天行热秘肠结。

生者嚼，涂疮肿，秃发落，亦重生。

菟丝子

《本草》云：菟丝子生朝鲜川泽。得酒良。薯蓣、松脂为之使。恶藿菌。

味辛、甘，气温，无毒。酒洗曝干，再浸、再曝九次，杵末用。

主腰痛膝冷，添精补髓，明目强阴，坚筋骨，续断伤，益气力。疗茎中寒，泄精、遗溺。久服延年。

《药性论》云：菟丝子治男子女人虚冷，热中消渴，补五劳七伤，鬼交泄精。

决明子

《本草》云：决明子，黄耆为之使，恶大麻子。今处处有之。

味咸、苦，气微寒，无毒。圃中种之，蛇不敢入。

主头风目疾，青盲，赤白障[2]翳，止鼻洪，除肝热，久服益精光。

为末水调贴囟门，止鼻衄。贴太阳，止头疼。治头风，作枕。敷肿毒，水调。

---

1 压：原误作"厌"。据《证类本草》卷二十四"胡麻"条引《图经》改。
2 障：原误作"瘴"。据《证类本草》卷七"决明子"条引《本经》作"目淫，肤赤，白膜"，故当作"障"。

鼠黏子

隐居云：牛蒡子无毒。牛好食其根，故名。

气平，味辛。辛、温。

牛蒡子，一名恶实。洁古云：主风肿毒，利咽膈，吞一粒，可出痈疽头。《主治秘诀》云：辛、温，润肺散气，捣碎用之。

东垣云：味辛，平，甘，温。主明目、补中，及皮肤风。通十二经。

叶及根：主尿血黄疸，疟，痢，捣汁和酒服。

张仲景疗伤寒寒热，汗出中风，面肿。能治痘毒。

车前子

陶隐居云：车前，人家及路边甚多。一名芣苢。《诗》云"采采芣苢"是也。

气寒，味甘、咸，无毒。

《象》云：主气癃闭，利水道，通小便，除湿痹，肝中风热冲目赤痛。

《本草》云：主气癃，止痛，利水道，通小便，除湿痹。男子伤中，女子淋沥，不欲食。养肺，强阴益精，令人有子。明目，治目热赤痛，轻身耐老。

萧炳云：车前养肝，今出开州者为佳。

东垣云：能利小便而不走气。与茯苓同功。

荛花

《本草》云：荛花生咸阳川谷。

气微寒，味苦、辛，有毒。

《本草》云：主伤寒温疟，下十二水，破积聚大坚癥瘕，荡涤肠胃中留癖，饮食寒热邪气，利水道，疗痰饮咳嗽。体虚禁用。

《衍义》云：仲景以荛花治利者，以其行水也。水去则利止，其意如此。用时斟酌，不可太过与不及也。仍察其须有是证，方可用之。仲景小青龙汤，若微利，去麻黄，加荛花如鸡子，熬令赤色用之，盖利水也。

禹锡云：荛花，雍州者好。治喉中肿满，疰癖气块。

前胡

隐居云：前胡旧不著所出，今吴兴者为胜。

气微寒,味苦,无毒。

入肺、脾、胃、大肠四经。使、畏、恶俱同柴胡。皮黑肉白,北地者为胜。

隐居曰:痰满气结。大明曰:霍乱转筋,喘嗽,安胎。小儿疳气,下食。《普济》云:治小儿夜啼。时珍曰:前胡主降,与柴胡纯阳上升者不同。长于下气,气下则火降,痰亦降矣。

按 前胡虽痰气要药,惟火因风动者宜之。不尔无功,亦戕冲和之气。

旋覆花

《图经》云:旋覆花生平泽川谷。

气微温,味咸、甘,冷利,有小毒。

《本草》云:主补中下气,消坚软痞,消胸中痰结,唾如胶漆,脐下膀胱留饮,利大肠,通血脉,发汗吐下后心下痞、噫气不除者,宜此。

仲景治伤寒汗下后心下痞坚、噫气不除,旋覆代赭汤。

胡洽治痰饮,两胁胀满,旋覆花丸用之尤佳。

一名金沸草也。《衍义》云:行痰水,去头目风。亦走散之药,病人涉虚者,不宜多服,利大肠。戒之!

《日华子》云:旋覆花明目去瞖瞙。

款冬花

《本草》云:款冬花,生上党水傍。

气温,味甘、辛,纯阳,无毒。

入肺经。

《珍》云:温肺止嗽。

《本草》云:主咳逆上气,善喘,喉痹,诸惊痫,寒热邪气,消渴,喘息呼吸。杏仁为之使,得紫菀良,恶皂荚、硝石、玄参,畏贝母、辛夷、麻黄、黄耆、黄芩、黄连、青葙。

《药性论》云:君。主疗肺气,心促急,热之劳咳,连连不绝,涕唾稠黏,肺痿、肺痈吐脓。

《日华子》云:润心肺,益五脏,除烦,补劳劣,消痰止嗽,肺痿吐血,心虚惊悸,消痰。

按 《款冬赋·序[1]》云：冰凌盈谷，积雪[2]披厓，顾见款冬炜然华艳。故好古以为纯阳，则其主用，皆辛温开豁之力也。

东垣云：佛耳草，酸、热。治寒嗽及痰涎，除肺中寒，大升肺气，少用款冬花为使，过食则损目。

紫菀

《本草》云：紫菀以款冬为之使，恶天雄、瞿麦、雷丸、远志，畏茵陈蒿。

味苦、辛，性平，无毒。

入肺经。去头洗净，蜜水焙。

《经》曰：咳逆上气，安五脏。

隐居曰：咳吐脓血，止喘，补虚，小儿惊痫。甄权曰：尸疰虚劳，百邪鬼魅。大明曰：消痰止渴。好古曰：主息贲。

按 紫菀以牢山所出，根如北细辛者良。沂、兖以东皆有之。今多以车前、旋覆根，赤土染过伪之。不知紫菀为肺家要药，肺本自亡津液，伪者反走津液，为害滋甚。谨之！

蜀漆

《本草》云：蜀漆生益州川谷。恶贯众。

气微温，味辛，纯阳。辛、平，有毒。

东垣云：蜀漆破腹中痛瘕，坚结痞气，积聚邪气。主瘴鬼久疟不瘥。又云：蜀漆洗去腥，与苦酒同用以导胆。

海藏云：火邪错逆，加蜀漆之辛以散之。

常山 蜀漆苗也

《本草》云：常山生益州川谷。忌葱、菘菜。

味苦、辛，气寒。有毒。如鸡骨者佳。醋煮用。

主吐疟疾。凡疟家多蓄痰涎黄水，或停潴心下，或结癖胁间，乃生寒热。

---

1 序：原脱。据《本草纲目》卷十六"款冬花"条引《款冬赋·序》改。

2 积雪：原作"雪积"。据《本草纲目》卷十六"款冬花"条所引乙转。

法当吐痰逐水。常山逐痰，无处不攻，故为截疟要药。但须用于发散表邪及提出阳分之后，神妙立见。

丹溪云：常山属金而有火与水。性暴悍，善驱逐，能伤真气，功不掩过者也。病者稍近虚怯，勿用也。雷公有云：老人与久病人切忌之。

萧炳云：常山，同甘草吐疟。

草果

味辛，气温，无毒。皮黑皱者佳。去壳用。

主消宿食，除胀满，去心腹冷痛，温中截疟，辟山岚瘴气，止霍乱恶心。

东垣云：草果仁，温脾胃而止呕吐，治寒湿寒痰之药也。

山豆根

《本草》云：山豆根：生剑南山谷。无毒。治腹胀满、喘闷。

味苦，气寒。磨入药内用。

主解诸毒，消疮肿，治咽喉痛。

连翘

《图经》云：连翘，今河中、岳州有之。

气平，味苦。苦、微寒，气味俱薄，阴中阳也。无毒。

手足少阳经、阳明经药。

《象》云：治寒热瘰疬，诸恶疮肿，除心中客热，去胃中虫。

《本草》云：主寒热鼠瘘，瘰疬、痈肿、瘿瘤，结热蛊毒。去寸白虫。

洁古云：连翘性凉，微苦，气味俱薄，轻清而浮，升阳也。其用有三：泻心经客热，一也；去上焦诸热，二也；疮疡须用，三也。

东垣云：连翘十二经疮药中不可无。乃结者散之之义。能散诸经血结气聚，此疮疡之神药也。又云：诸经客热，非此不能除。

海藏云：入手足少阳经，治疮疡瘤气，瘿起结核[1]有神。与柴胡同功，但分气血之异尔。与鼠粘子同用，治疮疡别有神效。

---

1 瘤气瘿起结核：《本草纲目》卷十一"连翘"条引"好古曰"时改为"瘤瘿结核"。录之备参。

连轺：苦、寒，除热。《本经》不见所载，但仲景方内注云：连轺即连翘根也。《方言》熬者，即今炒也。

白头翁

《衍义》云：白头翁，生河南洛阳界。

气寒，味辛、苦，无毒、有毒。

《本草》云：主温疟狂阳寒热，癥瘕积聚瘿气，逐血止痛，疗金疮鼻衄。

东垣云：白头翁味苦、性寒。主下焦肾虚，纯苦以坚之。

海藏云：仲景治热利下重者，白头翁汤主之。《内经》云：肾欲坚，急食苦以坚之。利则下焦虚，是以纯苦之剂坚之。

《药性论》云：白头翁治齿痛，百骨节痛。

地榆

陶隐居云：地榆，今近道处处有。恶麦门冬。

气微寒，味甘、酸。苦而酸，气味俱厚，阴也。

《本草》云：主妇人乳产七伤，带下，月水不止，血崩之疾。除恶血，止疼痛，肠风泄血。

《象》云：治小儿疳痢。性沉寒，入下焦，治热血痢。去芦。

《心》云：去下焦之血，肠风下血，及泻痢下血，须用之。

《珍》云：阳中微阴。治下部血。

紫草

陶隐居云：紫草生砀山，今出襄阳。治婴儿痘疮，服之顶发。

气寒，味苦，无毒。

《本草》云：主心腹邪气，五疸，补中益气，利九窍，通水道，治腹肿胀满。去土用茸。

马鞭草

《日华子》云：马鞭草，今江淮州郡皆有。味辛、凉，无毒。通经候，逐水肿。

丹溪云：马鞭草治金疮，行血活血。

射干

射音液。又名乌扇。

荀子云：西方之草，名曰射干。治肺气喉结为佳。

气平，味苦，微温，有毒。

《本草》云：主咳逆上气，喉闭咽痛，不得消息，散结气，腹中邪逆，食饮大热，疗老血在心脾间，咳唾、言语气臭，散胸中热气。

洁古云：射干苦，阳中阴也。去胃中痈疮。

东垣云：射干味苦、平，阳中之阴。主咳逆上气，喉痹咽痛，消肿毒，通女人月经，消瘀血。

海藏云：仲景治咽中动[1]气或闭塞，乌扇汤中用之。《时习》云：仲景射干汤用之。乌扇是射干苗也。

丹溪云：射干属金而有木与火。大行厥阴、太阴之积痰，使结核自消，甚捷。又曰：治便毒。此乃足厥阴湿气，因疲劳而发。取射干三寸，与生姜同煎，食前服，利三两行，效。又治喉痛，切一片噙之，效。紫花者是，红花者非。

蒲黄

《经》云：蒲黄，处处有，即蒲搥中黄也。泰州者良。

气平，味甘，无毒。

《本草》云：主心腹膀胱寒热，利小便，止血，消瘀血。又云：治一切吐、衄、唾、溺、崩、泻、扑、癥、带下等血，并皆治之。并疮疖，通月候，堕胎，儿枕急痛，风肿鼻洪，下乳，止泄精血痢。如破血消肿则生用，补血止血则炒用。

姜黄

东垣云：味辛，大寒，无毒。治癥瘕血块痈肿，通月经，消肿毒。

陈藏器云：姜黄功力烈于郁金，治心痛、下气为最。

白附子

禹锡云：白附子，味甘、辛，温，无毒。主中风失音。

1　动：原误作“痛”。据《汤液本草》卷四“射干”条引“仲景治咽中动气”改。

阳，微温。

《本草》云：主心痛血痹，面上百病。行药势。

胡芦巴

《本草》云：胡芦巴，出广州。番萝卜子也。

东垣云：味苦，纯阳。治元脏虚寒，肾经虚冷，膀胱疝。

《本草》云：得茴香子、桃仁，治膀胱甚效。腹胁胀满，面色青黑，此肾虚证也。

白敛

东垣云：味苦、甘。主痈肿疮疽，涂一切肿毒，傅丁疮、火灼疮。治发背。

《日华子》云：白敛，止惊邪，治热疟。退赤眼，除热。

白及

《本草》云：白及，紫石英为之使，恶理石，畏李核、杏仁，反乌头。

苦、甘。阳中之阴。味辛、苦，平，微寒。无毒。

《珍》云：止肺涩。白敛治证同。

《本草》云：主痈肿恶疮，败疽[1]，伤阴死肌，胃中邪气，贼风鬼击，痱[2]缓不收，白癣疥虫。

《药性论》云：使。治热结不消，主阴下痿，治面上黚疱。

青黛

《本草》云：青黛味咸，气寒，无毒。主解诸毒药。

丹溪云：青黛能收五脏之郁火，解热毒，泻肝，消食积。

禹锡云：治小儿疳热[3]消瘦，杀虫。歌曰：孩儿杂病变成疳，不问强赢女与男。须用青黛散一服，诸般危症即时安。

1　疽：原脱。据《证类本草》卷十"白及"条引《本经》补。

2　痱：原误作"非"。据《证类本草》卷十"白及"条引《本经》改。

3　热：原误作"杀"。据《证类本草》卷十"青黛"条引"禹锡等谨按"改。

蒲公英

丹溪云：蒲公英属土，开黄花，似菊花而小。折断有白汁，茎中空虚。化热毒，消恶肿结核有奇功。在处田间路侧有之。三月开黄花。味甘。解食毒，散滞气，可入阳明、太阴经。洗净细剉，同忍冬藤煎浓汤，入少酒佐之，以治乳痈。服罢随手欲睡，是其功也。睡觉，病已安矣。

东垣云：微苦，寒。足少阴肾经君药，治本经须用。

《衍义》云：蒲公英，治妇人乳岩圣药。

郁金

《本草》云：郁金，西戎及蜀中者佳。郁，芳草也。可作酿。《周礼》云：凡祭祀之裸，用郁鬯。

味辛、苦，纯阴。

《珍》云：凉心。

《局方本草》：郁金味辛、苦，寒，无毒。主血损下气，生肌止血，破恶血，血淋，尿血，金疮。

《药性论》云：单用亦可治妇人宿血结聚，温醋磨服。

《经验方》云：尿血不定，葱白相和煎服，效。

《本草》云：生蜀者佳。胡人谓之马莶，亦唉马药。用治胀痛，破血而补。

续断

《日华子》云：续断，生常山。今川中者为胜。通宣经脉，助气调血，补五劳七伤。

味苦、辛，性温，无毒。止腰痛安胎。

入肝、肾二经。

地黄为使。恶雷丸。川中色赤而瘦，折之有烟尘者良。酒浸，焙。

《经》曰：补不足，金疮痈疡，折跌，续筋骨，乳难。隐居曰：崩中漏血，止痛生肌。甄权曰：通血脉。大明曰：破癥瘕，消肿毒，肠风痔瘘，乳痈瘰疬，一切胎产病，子宫冷，面黄虚肿，缩小便，止泄精尿血。

按　续断补而不滞，行而不泄，为女科要药。但乱真者多，不可不辨。

石斛

隐居云：石斛生六安山，属庐江。细实，色深黄，光泽，又谓金钗石斛。近始安栎树上亦生，名木斛，虚长，不堪入药。

味甘，性平，无毒。

入脾、肺二经。

陆英为使，恶巴豆、寒水石，畏雷丸、僵蚕。短而实，色如金者良。

《经》曰：除痹下气，补虚强阴，益精。久服厚肠胃。隐居曰：平胃、长肌，逐皮肤邪热痱气，脚膝冷痛，定志除惊。大明曰：壮筋骨，暖水脏，益志清气。雷公曰：酒浸酥蒸，服满一镒，永不骨痛。宗奭曰：治胃中虚热有功。

按　石斛虽能补益，性极宽缓，非久服多服，不取效也。

紫参

《本草》云：紫参，出河西、滁州。淡紫色。畏辛夷。

气微寒，味苦、辛，无毒。

《本草》云：主心腹积聚，寒热邪气，通九窍，利大小便。疗肠胃大热，唾血衄血，肠中聚血，痈肿诸疮，止渴，益精。

仲景治痢，紫参汤主之。紫参半斤，甘草二两，水五升，煎紫参取二升[1]，却内甘草，煎取半升，分温三服。

苦参

陶隐居云：苦参，生汝南山谷。今近道有之。

气寒，味苦，气沉，纯阴。

《心》云：除湿。

《本草》云：主心腹结气，癥瘕积聚，黄疸，溺有余沥，逐水，除痈肿。补中，明目止泪，养肝胆气，安五脏，定志益精，利九窍，除伏热肠澼，止渴醒酒，小便黄赤，疗恶疮，下部䘌，平胃气，令人嗜食，轻身。

《衍义》云：有人病遍身风热，细疹瘙痛不可忍，连胸、颈[2]、脐、腹、近阴处皆然。涎痰亦多，夜不得睡。以苦参末一两，皂角二两，水一升，揉滤取汁，

1　升：原误作"斤"。据《证类本草》卷八"紫参"条引《图经》改。

2　颈：原误作"胫"。据《本草衍义》卷九"苦参"条改。

银石器熬成膏，和苦参末为丸，如梧桐子大。食后温水下二十丸至三十丸，次日便愈。

丹溪云：苦参属木[1]而有火，能峻补阴气。或得之而腰重者，以其气降而不升也，非伤肾之谓。治大风有功，况风热细疹乎？

《本草》云：苦参，玄参为之使，恶贝母、漏芦、菟丝，反藜芦。

《日华子》云：苦参，杀疳虫，治癞疾。

海藻

《图经》云：海藻，出登、莱海中。无毒。治五膈痰壅，瘰疬，奔豚。解溪水毒，反甘草。

成聊摄云：咸味涌泄，海藻咸以泄水气。

洁古云：海藻苦、咸，寒，阴也。治瘿瘤马刀，诸疮坚而不溃。《内经》云：咸能软坚。营气不从，外为浮肿，随各引经之药治之，无肿不消。亦泄水气。

陆机云：藻，水草。《周南诗》云“于以采藻，于沼于沚”是也。

百部

禹锡云：百部，今处处有之。治肺家热。

味甘、苦，气温，微寒。酒浸，焙用。

主润肺，止咳嗽上气，及传尸骨蒸劳热，疳蛔。

青蒿　即苦草

陶隐居云：青蒿，今处处有之。古人用深青者为胜。不然，诸蒿何尝不青？

味苦，气寒，无毒。根、茎、子、叶，四者并皆入药。不可同用。

主骨蒸劳热，除心痛、热黄，及疥瘙痂痒，恶疮。

《诗·小雅》云：食野之蒿。陆机曰：即青蒿也。

丹参

味苦，气微寒，无毒。根皮丹而肉紫者佳。酒洗用。

1　木：原误作“水”。据《本草衍义补遗》“苦参”条改。

主益气养血，凉心血，破宿血，生新血，安生胎、落死胎，止血崩带下，经水不调。又治风软脚，可逐奔马。又名奔马草。

陶隐居云：丹参多服令人眼赤，其性热矣。今云微寒，恐为谬耳。

《日华子》云：养神定志，通利关脉。

高良姜

陶隐居云：高良姜，出高良郡，岭南者形大虚软，江左者细紧。

洁古云：气热，味辛，纯阳。健脾胃。

东垣云：良姜味辛，大温，纯阳。主胃中冷逆，霍乱腹痛，健脾胃。

禹锡云：良姜治冷气冲心。

威灵仙

《经》云：威灵仙出商州、华山。

气温，味苦、甘，纯阳。

入十二经。忌，茗、面。

《开宝》曰：主诸风，宣通五脏，冷滞、痰水，积块，膀胱宿脓恶水，腰膝冷疼，折伤。东垣曰：推新旧积滞，散皮肤、大肠风邪。宗奭曰：其性快，多服疏真气。丹溪曰：属木。痛风之要药也。在上下者皆宜服之。其性好走，亦可横行。故崔元亮言其去众风，通十二经脉，朝服暮效。凡采，得闻流水声者，知其好走也。须不闻水声者佳。

按　威者，喻其性猛；灵仙者，喻其效速。其味辛、咸。辛泄气，咸泄水，故主风湿痰病。气壮者服之神效，虚弱人不宜服也。

王不留行

《本草》云：王不留行，生浙江。止心烦，妇人难产。

味苦。阳中之阴，甘、平，无毒。

《珍》云：下乳，引导用之。

《药性论》云：治风毒，通血脉。

《日华子》云：治游风风疹，妇人月经不匀。

商陆根

《药性论》云：商陆，生咸阳川谷。忌食犬肉。

气平，味辛、酸，有毒。

《本草》云：主水胀满，瘕痹，熨除痈肿，杀鬼精物，治胸中邪气，水肿，痿痹，腹满，疏五脏，散水气。如人形者有神。

瞿麦

《本草》云：瞿麦，生太山川谷。牡丹皮为之使，恶螵蛸。

气寒，味苦、辛，阳中微阴也。

《象》云：主关格诸癃结，小便不通。治痈肿，排脓，明目去翳，破胎，下闭血，逐膀胱邪热。用穗。

《珍》云：利小便，为君主之用。

《本草》云：出刺，决痈肿，明目去翳，破胎堕子，下闭血，养肾气，逐膀胱邪逆。止霍乱，长毛发。

牵牛

隐居云：牵牛子，今处处有之。黑者胜。

《本草》云：主下气，疗脚满水肿，除风毒，利小便。

东垣云：牵牛子非神农之药也。本草名医续注[1]云：味苦、寒，能除热，利小水，治下注脚气。据所说，气味、主治俱误矣！何以明之？凡药中用牵牛者，少则动大便，多则下水，此乃泄气之药。试取尝之，即得辛辣之味。久而嚼之，猛烈雄壮，渐渐不绝，非辛如何？续注家乃谓"味苦、寒"，其苦、寒果安在哉？若以为泻湿之药，犹不知其的也。何则？此物但能泻气中之湿热，不能泻血中之湿热。下焦主血，血中之湿，宜用苦寒之味。今反以辛药泻之，其伤人必矣！夫湿者，水之别称，有形者也。若肺先受湿，则宜用之。今用药者，不问有湿无湿，但伤食，或欲动大便，或服克化之药，俱用牵牛，岂不误哉？殊不知牵牛辛烈，泻人元气，比之诸辛药，泻气尤甚。以其辛之雄烈故

---

1 本草名医续注：此下引文实见《本草纲目》卷十一"牵牛子"条所引"杲曰"："《名医续注》云：味苦寒，能除湿气，利小便，治下注脚气。"其内容即取自《名医别录》而略有改动。实际上，据《证类本草》卷十一"牵牛子"条引《别录》性味确为"味苦寒"。

也。《经》云：辛泻气，辛走气，辛泻肺，气病者无多食辛。此一味泻人元气，至甚神速。况饮食失节，劳役所伤，是胃气不行，心火乘之。肠胃受火邪，名曰热中。《脉经》云：脾胃主血，所生病当血中泻火，润燥补血，破恶血，泻胃之湿热，及胸中热，是肺受火邪，当以黄芩之苦寒泻火，以当归之辛温和血，以生地黄之苦寒凉血补血，少加红花之辛温以泻血络，以桃仁之辛甘油腻之药，以破恶血，兼除燥、润大便。然犹不可专用，须于[1]正药补中益气汤，黄芪、人参、甘草，诸甘温、甘寒，补元气、泻阴火之药内，兼而用之。何则？上焦元气已自虚弱，若用牵牛大辛辣、气味俱阳之药以泻水、泻元气，可乎？津液已不足，口燥舌干，而重泻其津液，利其小便，重泻已虚之元气，复竭其津液，致阴火愈甚，可乎？故重则必死，轻则夭人寿，诚可悯也！今重为备言之。牵牛感南方热火之化所生也。血热而泻气，差误甚矣！若病湿胜，湿气不得施化，致大小便不通，则宜用之耳。湿去则气得周流，所谓五藏有邪，更相平也。《经》云：一脏不平，以所胜平之。火能平金，而泻肺气者，即此也。近世钱氏泻黄散中独用防风，比之余药过于两倍者，以防风辛温，令于土中以泻金来助湿者也。《经》云：从前来者为实邪。谓子能令母实，实则泻其子，此之谓以所胜平之者也。古人有云：牵牛不可耽嗜，耽嗜则脱人元气。《经》云：秋不食姜，令人泻气。故夏月食姜不禁，为热气正旺之时，夏宜以汗散火，令其汗出，以越其热。故秋月则禁之。朱晦庵《语录》有戒：秋食姜则夭人天年。《经》止言辛泻气，而晦庵戒之深者也。姜尚如此，况牵牛乎？今所以言此者，明味辛之物，皆有宜禁之时，亦犹牵牛不可一概用之也。张仲景治七种湿证，小便不利，无一药中有犯牵牛者。仲景岂不知牵牛能泄湿利小便也？为湿病之根在下焦，是血分中气病，不可用辛辣气药，泻上焦太阴之气故也。仲景尚不敢轻用牵牛，如此世医乃一概用之，何也？

又云：白牵牛，泻气分湿热，上攻喘满。

海藏云：以气药引之则入气，以大黄引之则入血。

张文懿公云：不可耽嗜，脱人元气。吾初亦疑之，药有何耽嗜？后每见因人酒食病痞者，多服食药，以导其气，及用神芎[2]，犯牵牛等丸。初服则快，药

1　于：原误作"史"。据《本草纲目》卷十一"牵牛子"条引"果曰"改。

2　神芎：《汤液本草》原文作"及服藏用神芎丸"。此简略太过，以致义晦。

过，其痞依然。依前再服，随药而效，药过复病。由是愈信其久服脱人元气而犹不知悔悟也。治法惟当益脾健胃，使人元气生而自然腐熟水谷。此法无以加矣。

丹溪云：牵牛属火，性善走。有黑白两种，黑者属水，白者属金。若非病形与脉证俱实者，勿用也。不胀满，不大小便俱秘者，勿用也。如稍涉疑似，误用其驱逐以致虚，先哲之所甚戒也。

《日华子》云：牵牛子泻蛊毒，痰气壅滞。

白前

陶隐居云：白前出近道，蜀中、淮、浙皆有之。

气微温，味甘。微寒，无毒。

《本草》云：主胸胁逆气，咳嗽上气。状似白薇、牛膝辈。

《衍义》云：白前保定肺气，治嗽多用。白而长于细辛，但粗而脆，不似细辛之柔耶。

《日华子》云：白前治奔豚。禁食羊肉。

白薇

《经》云：白薇生平原、川谷。今陕西、辽州有之。

气大寒，味苦、咸，平。无毒。

《本草》云：主暴中风，身热肢满，忽忽不知人，狂惑邪气，寒热酸疼，温疟洗洗，发作有时。疗伤中淋露，下水气，利阴气，益精。近道处处有之，状似牛膝、白前而短小。疗惊邪、风狂、痉病。

《液》云：《局方》中多用之治妇人，以《本经》"疗伤中、下淋露"故也。

《本草》云：恶黄芪、大黄、大戟、干姜、干漆、山茱萸、大枣。

木贼

《本草》云：木贼味甘，气寒，无毒。生秦、陇、同、华间。寸寸有节，色青，冬不凋。

丹溪云：用木贼发汗至易，须去节剉，以水润湿，布火烘用。

《图经》云：木贼治目疾，治翳膜。

夏枯草

《经》云：夏枯草生蜀中川谷。四月采。

丹溪云：夏枯草无臭味，治瘰疬。郁臭草有臭味，方作洁[1]面药。即茺蔚是也。明是两物，俱生于春，但夏枯草先枯而无子，郁臭草后枯而结黑子。又云：有补养厥阴血脉之功。三月、四月开花，五月夏至时候便枯。盖禀纯阳之气，得阴气则枯也。

《简要方》云：夏枯治肝虚目睛疼，冷泪不止，羞明怕日。

蛇床

《本草》云：蛇床子生襄州者良。

味苦、辛，甘，平，无毒。

《本草》云：主妇人阴中肿痛，男子阴痿湿痒，除痹气，利关节，癫痫恶疮，温中下气，令妇人子脏热，男子阴强。久服轻身，好颜色，令人有子。一名蛇粟、蛇米。五月采，阴干。恶牡丹皮、巴豆、贝母。

《药性论》云：蛇床治小儿惊痫，大风身痒，煎汤浴之。

御米壳　即罂[2]粟壳

《本草》云：罂[3]粟壳，其房如罂，其子如粟，无毒。散胸中寒气，止胃中翻呕，过食则动膀胱气耳。

洁古云：味酸、涩，主收固气。

昆布

《本草》云：昆布生东海。气寒，无毒。治诸水肿，瘿瘤结气，瘰疬。

东垣云：味大咸，治疮之坚硬者，咸能软坚也。

---

1 洁：原误作"紧"。据《本草衍义补遗》"茺蔚子"条改。

2 罂：原误作"莺"。据以下内文作"罂"，则此"莺"当为音误，因改。

3 罂：原作"甖"。同"罂"，据《证类本草》卷二十六"罂子粟"改，与下文"其房如罂"合。

校后记

明·郑二阳《仁寿堂药镜》（以下简称《药镜》）是一部在中国失传已久的古本草。该书既不见于明清书志著录，也不见于后世医书转载。今从日本国立公文书馆内阁文库复制回归其所藏明刊仁寿堂本（书号子45-1）予以点校。

一、作者与内容特点
（一）关于作者郑二阳

据该书序后署名"中州潜庵居士郑二阳"，及各卷首署为"潜庵居士辑"，可知作者乃郑二阳，号潜庵居士，中州人。中州乃古豫州，属今河南省一带。据1936年《鄢陵县志》卷十五"经籍志"记载，有明代医家郑二阳，著《伤寒方注方药》《生生集》[1]。鄢陵正是古中州之地，因此，此郑二阳有可能就是本书的作者。

考鄢陵郑二阳，乃是一位明代的大臣。万历四十七年（1619）中进士，为三甲183名[2]，曾官至大中丞。古代儒、医兼通者不乏其人，郑氏乃其中之一。郑二阳的详细政绩，由于与医药无关，故点校者不予深考。据道光十三年《鄢陵县志·人物·文苑》郑蕃条中附载，"中丞惠及闾里，乡人建报德祠"[3]。其亡故大约在"戊寅兵荒"之后，戊寅即1638年。也就是说郑二阳主要生活在明万历年间至明末，这与《药镜》撰成的年代是一致的。

另一个可以证明鄢陵郑二阳即本书作者的证据是，其长子郑蕃，也继承了爱好医药的家风，著有《仁寿堂医方评注》。"仁寿堂"乃郑氏的堂号，子孙亦可袭用。而本书正是以《仁寿堂药镜》为名。因此，从籍贯、生活时代、"仁寿堂"的堂号，都可以证明鄢陵郑二阳，即《药镜》作者。

在编写医药书方面，郑二阳颇为勤勉。在其《药镜》自序中，就已经提到"其《十四经发挥》《人镜经》诸书，续有别纂"。不过这些别纂之书，尚未见著录。

关于郑二阳编写《药镜》的时间，他自己说得很隐晦："年来避喧于密园之不可及处，因取诸名家本草精义，手汇成帙，合之计得三百一十八味，概皆上手必用之品，题曰《药镜》。"既称"避喧"（或已退隐）时所撰，这可能是他已退出政坛，隐居在家时所撰，其成书当在明末。他之所以撰写本草书，据称是因

1　见于郭蔼春所著《中国分省医籍考》上册，天津科学技术出版社1984年出版。

2　见于朱保炯、谢沛霖所著《明清进士题名碑录索引》，上海古籍出版社1980年出版。

3　转引自郭蔼春所著《中国分省医籍考》上册，天津科学技术出版社1984年出版。

见当时的医生不明白诸多药物各自的偏性特长，深为之忧虑。他认为"医家之有本草，犹兵家之武艺花名册也"。而人身的"十四经络图，则地理志也"。经络是相通的，但经络所属区域又是不能互相代替的。医生用药治疗疾病，就好像派兵到某地公干，只有熟悉该地，又具有办某事能力的兵丁才能胜任。假如不明药之所长、病之所在，则药、病"杳不相应"。正是从这一点考虑，郑氏撰写了《药镜》。

（二）《仁寿堂药镜》内容与特色

该书 10 卷，分为金石、木、谷、菜、果、禽、兽、虫、人、草十部，载药 318 种。从药品的选录来看，确如其所说，"概皆上手必用之品"，也就是常用的药物。该书无总论，每一药物，一般是先出产地，或载佳品的特征；次罗列诸家所载的性味、归经；主体内容是精选前人药论，突出其临床用药的特点，或附加炮制法；若干药物之后，又加按语，阐发作者的一家之见。所以，从该书的内容来看，确是一部比较实用的临床药物著作。

然而毋庸讳言的是，作为一部著作，《药镜》能体现出的新意并不是很多。该书的主体资料，可以考知，主要来源于《证类本草》《汤液本草》《医学启源》《本草衍义补遗》，以及《本草纲目》，其中抄摘元·王好古《汤液本草》的内容尤多，此外《本草衍义补遗》的资料亦复不少。也许作者所见《本草衍义补遗》的版本与今通行的某些版本不同，故引文常有差互。本次点校时，笔者择善而从，无法据原书一一复原。

作者自诩"取诸名家本草精义，手汇成帙"，然在汇集资料的过程中，有时却缺乏必要的甄别取舍。若干药物之下，经常出现矛盾的药性记载，如青皮，既云"气温"，又曰"性寒"。这在《证类本草》《本草纲目》等以汇集资料（注明出处）为主旨的大型本草书来说，并无不可。但像《药镜》这样旨在临床实用的书籍来说，则未免显得芜杂。

明人好删前人书。在明代的本草中，很少有引用前人文献时能循规蹈矩、忠实原文者。郑氏此书，自然也带有其时代的特点。在引用前人书时，郑氏往往以己之意，加以删削。例如药物的产地很多，《药镜》往往只提一二处，读者切不可以为仅此数处产此药。在书籍的分类、分卷编排方面，郑氏的做法颇为令人费解。《本草纲目》已有明晰的纲、目分类体系，作者视若无睹，师心自用，将木、谷等部放在前，禽兽虫人等部居中，而将药物最多的草部置于全书最后一卷。草部药的众多迫使作者将第 10 卷又分上、下。像这样尾大不掉的分类、分卷法，恐怕历来仅此一家。

或问该书既有这些不足，为什么要将其点校出版？这必须考虑古代中国医药书的编纂特点。尤其是在中国古代的本草书中，后一书包裹前一书的现象比比皆是。尤其是明代的某些本草，经常是大量摘录前人本草内容，再加上若干自家见解（甚至无自家见解），凑成一书。诸如现代已经印行的明·滕弘《神农本经会通》10 卷等书，其内容更加驳杂而无新意。而众多的以《食物本草》为名的本草书，其实内容基本一样。相比之下，郑二阳的《药镜》所能体现的个人见解还是比较多的。

该书中郑二阳个人所加按语有 99 条，差不多为三分之一药物都加了按语，这一数量与同类本草相比已经不少了。在这些按语中，最多见的是郑氏对某药物的药性和使用禁忌的评述，对药效的理论阐释，其次是补充其他书籍的有关材料，以及介绍当时该药使用或作伪的情况。

例如关于"桂"，郑氏认为："桂之说，纷纷不齐。愚细考研访，种类原有四样，惟以辛香者为胜。至于肉桂、桂心、桂枝，此非异种，乃一种而非三用也。"他把"桂心"解释为桂树中间的树皮，且认为："桂心之说，从来未明，皆以去皮者为是。不知凡用桂，必去皮，岂皆名桂心耶？故特表明之。"此说未必正确，但却是一家之见。他还指出："今人又误以薄者名官桂。不知官桂者，桂之总名。李蕲州所谓上等供官之桂也。"

在药物使用方面的评述是郑氏按语最多的内容。例如："青皮猛锐，不宜多用久用。最能发汗，人罕知之。橘皮采时色已红熟，如人至老成，则烈性渐减。收藏又复陈久，则多历梅夏，而燥气全消。温中而不燥，行气而不峻，中州胜剂也。"又如："山查，酸胜腐，故专消油腻腥膻，与谷食不相干也。脾虚者服之，反伐生发之气。小儿乳滞不化，尤为要药，然不可过与。"

在药物真伪方面，郑氏也间或能介绍当时的某些情况，例如："人参补阳而生阴，沙参补阴而制阳。气力甚薄，非多用不效。南方肆中，殊少真者。多选大桔梗乱之，又安望其功耶？"又如："紫菀以牢山所出，根如北细辛者良。沂、兖以东皆有之。今多以车前、旋覆根，赤土染过伪之。不知紫菀为肺家要药，肺本自亡津液，伪者反走津液，为害滋甚。谨之！"像这样的药物作伪情况，其他本草书中，很少见到。

二、底本流传及选定

该书不见于明清书志著录,亦未见于后世医书转载。日本文献学者丹波元胤撰于1819年的《中国医籍考》中亦未载此书。此书经数百年沉寂,惟本课题组进行国内散佚之海外中医珍本医书调研时,发现日本存此孤本,即明代郑二阳辑,明·仁寿堂刊本。原馆藏著录为枫山文库(即红叶山文库)旧藏[1]。该文库由德川幕府始建于庆长七年(1602)。明治十七年(1884)归入太政官文库(即后之内阁文库)。

本次校点,即采用此本的复制本为底本。原书现藏日本国立公文书馆内阁文库。二册。书号:子45-1。原书胶片无标尺,版框尺寸不明。每半叶九行,行二十字。白口,上书口题"药镜"。上白鱼尾。下书口刻"仁寿堂"三字。四周单边。首为郑二阳"仁寿堂药镜引",次为目录、正文。卷首题署为"仁寿堂药镜卷之一/潜庵居士辑"。

三、校点中所遇问题与处理法

正是由于该书既引录了前人本草中许多精要之论,又能阐发自己的某些见解,故本次将其点校出版。该书虽有某些不足,多属于时代局限所致,难以苛求古人。加之该书未被古今书目著录,而存世甚少,近400年不为医药人士所知。今从日本发现其孤本,若仍让其沉睡于高阁,何时才能令世人得见其真面目?故将之整理出版。

该书为"仁寿堂"刊,此乃其家之堂号。其版刻字画虽比较隽秀清晰,然因形、因声相近而造成的误字仍不少。由于该书无他本可资对校,因此只能采用以下校勘方法。

1. 凡书中所引其前代医药学著作:主要依靠追溯其所引用的原书进行校勘,以改正其误引、删节过度导致原义隐晦甚至错误之处。其中,本草书如宋代唐慎微《证类本草》、金代张元素《医学启源》(任应秋辑佚本,或利用《本草发挥》等后世引用者)、元代王好古《汤液本草》、朱震亨《本草衍义补遗》,以及明代李时珍《本草纲目》等;医学古籍,如《黄帝内经素问》《灵枢》等。读者若欲转引《药镜》所引的内容,自当追溯原书。

1　见于日本国立公文书馆内阁文库1956年出版的《(改订)内阁文库汉籍分类目录》。

2. 凡郑二阳之按语部分：只能使用理校的方法来解决。如通过内文对校或上下文义来纠正讹误。如卷十下之"御米壳"条别名原作"即莺粟壳"，而此下内文则曰："《本草》云：罂粟壳，其房如罂，其子如粟，无毒。"据此，可以判定此"莺"当为"罂"音误。

3. 对明显的笔误、异体字、通假字等，则按本套丛书凡例规定处理。

4. 其意义能通、又不尽符合原文之处，一般不改。

5. 凡无法确定之处，则本着知之为知之，不知为不知的原则，加注存疑。

药名拼音索引